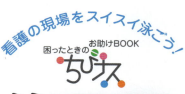

泌尿器

信州大学医学部附属病院
泌尿器科病棟
編著

MCメディカ出版

・本書に記載されている薬剤情報は 2018 年 7 月現在のものです。
・本書の記載内容には正確を期するよう努めておりますが、薬剤情報は変更される場合がありますので、必ず添付文書などを参考にして十分な注意を払われますようにお願い申し上げます。

メディカ出版　編集局

ナースのみなさんへ

　本書は、泌尿器科疾患と看護の大事な要点をわかりやすく、簡潔にまとめることにより、短時間に理解していただけることを目的としています。また、いつでも見られるように、携帯性も考えて作っています。

　泌尿器科学の勉強を開始する入門書として、もしくは、実際の現場において、「急に泌尿器科の担当になった！　どうしよう！」といった場合にお役に立てると思います。

　章を追って読む必要性はありません。必要なところにササッと目を通してください。その後は、泌尿器疾患と看護の奥深さを実感していただき、より深く泌尿器科学を勉強されることを願っています。

2018 年 7 月

信州大学医学部泌尿器科学教室　石塚　修

信州大学医学部附属病院看護部　松本早苗

CONTENTS

ナースのみなさんへ ……………………………………… 3

編集・執筆者一覧 …………………………………………… 6

CHAPTER 1 解剖と生理

1　腎・泌尿器・生殖器 …………………………………… 7
2　腎臓の構造 ……………………………………………… 11
3　尿ができる仕組み ……………………………………… 12
4　排尿の仕組み …………………………………………… 14
5　尿に関連する内分泌のはたらき ……………………… 15

CHAPTER 2 検査

1　尿検査 …………………………………………………… 16
2　各種検査の基準値 ……………………………………… 18
3　症状スコア・質問票、
　　パッドテスト、排尿記録 ……………………………… 19
4　内視鏡検査 ……………………………………………… 22
5　尿流動態検査 …………………………………………… 23
6　腎機能検査 ……………………………………………… 27
7　画像検査 ………………………………………………… 30
8　放射線検査 ……………………………………………… 35
9　生検検査 ………………………………………………… 37

CHAPTER 3 疾患と治療

1　下部尿路機能障害 ……………………………………… 38
2　間質性膀胱炎 …………………………………………… 45
3　尿失禁・骨盤臓器脱 …………………………………… 47
4　前立腺肥大症 …………………………………………… 52

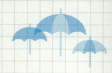

 5 尿路結石症 55
 6 尿路・性器の感染症 59
 7 尿路・性器の腫瘍 66
 8 先天性疾患 82

CHAPTER 4 薬剤

 1 排尿障害治療薬 86
 2 感染症治療薬 88
 3 抗悪性腫瘍薬 89

CHAPTER 5 看護

 1 尿のアセスメント 92
 2 カテーテル管理 95
 3 導尿、清潔間欠［自己］導尿（CI［S］C） 103
 4 尿失禁 107
 5 開腹手術の看護 110
 6 ストーマケア 113
 7 内視鏡手術の看護 118
 8 腹腔鏡下手術の看護 120
 9 体外衝撃波砕石術の看護 121
 10 化学療法の看護 122
 11 放射線療法の看護 129
 12 おむつ管理 131

CHAPTER 6 略語一覧 132

引用・参考文献 134

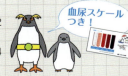

血尿スケールつき！

編集・執筆者一覧（50音順）

［編集］

信州大学医学部泌尿器科学教室
　教授 石塚　修
信州大学医学部附属病院看護部
　看護師長 松本早苗

［執筆］

信州大学医学部泌尿器科学教室
　教授 石塚　修　　**C**3
　医員 上野　学　　**C**1-1・2
　准教授 小川輝之　**C**3-1・2・3
　医員 小川典之　　**C**3-5・8／**C**6
　医員 齊藤徹一　　**C**1-3・4・5
　医員 鈴木都史郎　**C**3-4・6・7
　助教 道面尚久　　**C**2-7・8・9
　助教 永井　崇　　**C**2-4・5・6
　講師 皆川倫範　　**C**2-1・2・3

信州大学医学部薬剤部
　薬剤師 池村憲明　**C**4
　教授 大森　栄　　**C**4

信州大学医学部附属病院看護部
　看護師 東田依子　**C**5
　看護師長 松本早苗　**C**5

C…CHAPTER

解剖と生理

1 腎・泌尿器・生殖器

1 腎臓

腎臓は腹部の背中側（後腹膜腔）に左右1つずつある臓器だよ。

大きさは縦約10〜12cm、横約5〜6cm。右腎は肝臓によって圧排されて左腎よりも数cm低く位置する。

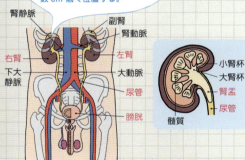

- 基本的な機能は尿生成とホルモン産生。
- 尿は、腎杯から腎盂に集められ、尿管から膀胱に運ばれて、尿道から外に排泄される。
- 腎動脈は腹部大動脈から直接分岐し、腎静脈は下大静脈に直接流入する。

2 上部尿路

腎杯、腎盂、尿管で構成されているよ。腎臓でつくられた尿が膀胱まで運ばれる通り道なんだ。

腎盂尿管移行部、総腸骨動静脈交叉部、尿管膀胱移行部が生理的な狭窄部位であり、尿管結石などによる通過障害が起こりやすい。

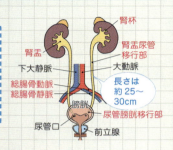

3 下部尿路

膀胱、尿道によって構成されている。膀胱にためられた尿は、尿道から体外に排泄されるよ。尿道は男女で大きく構造が異なるんだ。

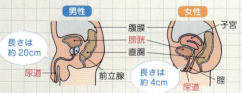

膀胱と尿道が協調して蓄尿および排尿を担っている。蓄尿時は膀胱が弛緩し、尿道括約筋が収縮する。排尿時は膀胱が収縮し、尿道括約筋が弛緩する。

MEMO

男性の尿道は屈曲しているので、尿道カテーテルを留置するときには陰茎を牽引して、なるべく尿道を直線化させて挿入することが大事。

4 生殖器（男性）

a. 陰茎

機能は、排尿と交接（性交）だよ。

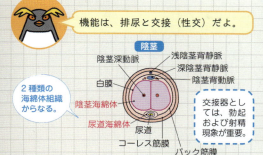

2種類の海綿体組織からなる。

交接器としては、勃起および射精現象が重要。

b. 精巣

陰嚢内の左右に、一つずつあるよ。

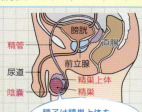

男性ホルモンの分泌と精子を形成する機能をもつ。

精子は精巣上体を通って精管へ送られる。

c. 前立腺

精液の一部となる前立腺液を分泌するよ。

前立腺肥大症では、前立腺が尿道を閉塞して排尿困難などの症状をきたす。

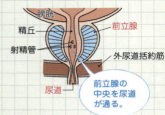

前立腺の中央を尿道が通る。

前立腺がんの腫瘍マーカーである前立腺特異抗原（PSA）は、前立腺上皮から分泌される。

2 腎臓の構造

腎臓を縦に割ると、外側の皮質と内側の髄質に分かれるよ。

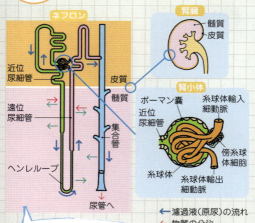

← 濾過液（原尿）の流れ
← 物質の分泌
← 水分溶質の再吸収

腎小体（ボーマン嚢と糸球体）＋尿細管＋集合管＝ネフロン

POINT★

ネフロンは左右の腎臓を合わせて200万個存在するが、実際に機能しているのはその10％程度のため、腎臓は左右どちらか一つでも十分に機能する。

3 尿ができる仕組み

1 原尿の産生

糸球体ろ過量（GFR）は、現在は腎臓の機能を表す検査値としても使用されていて、慢性腎臓病などの指標にもなるよ。年齢・性別・血清クレアチニン値から計算される。

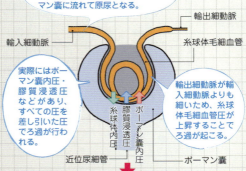

腎臓に入った動脈血は輸入細動脈となって糸球体でろ過され、ボーマン嚢に流れて原尿となる。

実際にはボーマン嚢内圧・膠質浸透圧などがあり、すべての圧を差し引いた圧でろ過が行われる。

輸出細動脈が輸入細動脈よりも細いため、糸球体毛細血管圧が上昇することでろ過が起こる。

輸出細動脈
輸入細動脈
糸球体毛細血管
糸球体内圧
膠質浸透圧
ボーマン嚢内圧
近位尿細管
ボーマン嚢

ろ過圧＝糸球体内圧−（膠質浸透圧＋ボーマン嚢内圧）

POINT

- GFR → 一般成人で 100mL/分前後。
- 成人が一日で産生する原尿 → 100mL/分 × 60分 × 24時間 = 144,000mL/日 → 人間は体内で1日あたり約140〜150リットルの原尿を産生。

2 原尿の再吸収～尿流出

原尿ができる過程はわかったね。次はその原尿が再吸収されて、尿となるまでの流れを覚えておこう！

1 解剖と生理 — 3 尿ができる仕組み

原尿では、蛋白質・血球はろ過されず、血漿成分がろ過されている
→ 腎臓病などで障害があると、ここで蛋白がろ過され、尿蛋白が陽性になる

↓

原尿は老廃物などのほかに水分、栄養素、電解質などを多量に含んでおり、これらを回収する必要がある。

↓

ろ過されなかった血液は、輸出細動脈を流れてボーマン嚢から出ていき、遠位尿細管周囲で毛細血管となって遠位尿細管に接する

↓

原尿から周囲の毛細血管に再吸収が行われる
← ナトリウムの吸収による浸透圧によって、水もここで吸収される

↓

まず栄養素が吸収される
→ 多量のエネルギーが使用される

↓

ナトリウムが吸収され、カリウムが排泄される

↓

アルドステロンというホルモンによって、ナトリウムの吸収が調整される
→ アルドステロンの過剰分泌をきたす原発性アルドステロン症などでは、ナトリウムの吸収亢進とカリウムの過剰分泌が起こり、低カリウム血症をきたすことがある

↓

水分、栄養素、電解質の再吸収が行われる
← 重度の糖尿病があると再吸収できないくらいの糖が原尿にろ過され、最終的に尿にも尿糖となって出現する。再吸収障害があっても尿糖は陽性になる

↓

1日の尿量が調整される

13

4 排尿の仕組み

一般的に、正常な膀胱は300〜400mL程度までは圧がそれほど上昇せずに伸展することができるんだ。この間、脳から脊髄、下腹神経（交感神経）を介して膀胱壁を弛緩する刺激を出しているんだよ。

- 膀胱内に尿が300mLほど貯留する
- 膀胱内圧が上昇
- 膀胱壁が伸展
- 膀胱壁に存在する伸展受容体が刺激される
- 刺激が脊髄から伝わる
- 最終的に脳が刺激される

- 脳が膀胱壁伸展刺激を確認する
- 脊髄の仙髄から副交感神経を介して膀胱壁を収縮

- 排尿と同時に陰部神経が外尿道括約筋を弛緩させる

スムーズに尿が出る！

5 尿に関連する内分泌のはたらき

内分泌ホルモンは、血圧や体内の水分量を調節しているよ。

血圧の調節

傍糸球体細胞からレニンが分泌される

↓

腎臓の血流が低下

↓

アンジオテンシノゲン産生

↓

アンジオテンシノゲンI産生

↓

アンジオテンシノゲンIIが副腎に作用する

↓

アルドステロンが産生される

（アルドステロンが腎臓に作用する。）

↓

腎臓においてNaの再吸収

血管収縮

↓

循環血液量・心拍出量・末梢血管抵抗が増加

↓

血圧が上昇する

体内の水分量の調節

体内の水分量が減少

↓

下垂体からバソプレシンが産生される

↓

バソプレシンが腎臓に作用する

↓

集合管で尿の再吸収が促進される

↓

尿量が減少

↓

体内の水分量を維持するようはたらく

15

2 検査

1 尿検査

1 尿検査の種類

尿検査は尿路感染症の診断や除外に必須の検査なので、尿路の疾患を疑うすべての患者に必要な検査といっても過言ではない。泌尿器科を受診する患者の多くで必要とされる検査だよ！代表的なものとして尿定性検査、尿沈渣検査、尿化学検査があるよ。

尿定性検査　判定！

試験紙を尿にさらして色の変化で評価する試験紙法。尿潜血や蛋白、糖などを判定できる簡便な検査。

遠沈した尿を顕微鏡で観察する。赤血球や白血球の数が直接わかるので、膿尿の診断に重要。

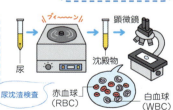

尿沈渣検査　赤血球(RBC)　白血球(WBC)

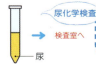

尿化学検査　検査室へ

尿分析装置を使って尿中の電解質や代謝物を測定する。蓄尿して24時間で判定する場合と、蓄尿せずに随時判定する場合がある。

2　尿検査の測定項目

> 試験紙で行う尿定性検査は簡単に検査ができ、検診や人間ドックで病気をスクリーニングするのに重宝される。

a. 尿定性検査
- 測定：比重、pH、蛋白、糖、ケトン体、潜血、ウロビリノゲン、ビリルビン、白血球、亜硝酸塩など。

b. 尿沈渣検査
- 測定：赤血球、白血球、上皮、円柱（蛋白成分の塊）、細菌、結晶成分など。

c. 尿化学検査
- 測定：電解質（ナトリウム、カリウムなど）、蛋白（アルブミン）、糖、クレアチニンなど。

3　尿検査でわかること

> 出血性病変（がん、結石）、炎症性疾患（感染症など）、代謝疾患（糖尿病）、腎機能障害（尿蛋白）などの診断の手がかりになる。診断は、画像検査や血液検査を組み合わせて確定されるが、きっかけとなるのは尿検査であることが多いよ。

POINT ★

尿定性検査の結果で尿潜血反応がわかる。半定量検査の場合、1＋、2＋、3＋などで表現される。尿中のヘモグロビンやミオグロビンと反応するので、出血がなくても陽性になる。また3＋のほうが2＋より重症というわけでもなく、重症度の判定としても重要ではない。尿が希釈されれば、結果も変わる。そのため、尿潜血陽性は受診や診断のきっかけとなっても、病気があることを示唆する所見ではなく、診断に用いたりすることはない。

2 各種検査の基準値

泌尿器科領域では、尿検査、血液検査、超音波検査が基本になる。各種検査の主要評価項目と基準値を知っておこう。

◆主要評価項目と基準値

検査の種類	検査項目	単位	基準値	目的
尿定性検査	pH	—	4.5～8.0	アシドーシスの診断や結石の予防に有効
	比重	—	1.010～1.025	腎機能にかかわる検査
尿沈渣検査	赤血球数(RBC)	/HPF	5以下	膀胱がんや結石
	白血球数(WBC)	/HPF	5以下	尿路感染症
	細菌	/HPF	5以下	尿路感染症
血液検査	クレアチニン(Cr)	mg/dL	男：0.6～1.1 女：0.4～0.7	腎機能検査
	尿素窒素(BUN)	mg/dL	8.0～22.0	腎機能検査
	尿酸(UA)	mg/dL	男：3.6～7.0 女：2.3～7.0	腎機能検査
	前立腺特異抗原(PSA)	ng/mL	4.0以下	前立腺がんマーカー
超音波検査	前立腺体積	cm^3	20以下	前立腺肥大症
	残尿量	mL	50mL以下	排尿障害の重症度判定

※施設により基準値は若干異なる。

3 症状スコア・質問票、パッドテスト、排尿記録

1 症状スコア・質問票

排尿障害や性機能障害など、生活の質にかかわる問題を多く扱うよ。生活の質は検査では測定することができない、単純な問診だけでは重症度や治療効果の判定が困難、そこで有用なのが、症状スコアや質問票だよ。排尿障害の質問票で代表的なものに、国際前立腺症状スコア（IPSS）、QOLスコア、過活動膀胱症状スコア（OABSS）があるよ。

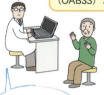

話を聞くだけでは、わかりにくいこともある。

高齢者には少し大変かもしれない…。でも、質問票は点数方式だから追跡・評価にすぐれているよ。

ちょこっとMEMO

尿失禁や生活の質への影響を考慮したものなど、多種多様な質問票がある。男性の性機能の質問票として、国際勃起機能スコア（IIEF-5）がある。

もっとも代表的な質問票！

◆IPSS と QOL スコア

以下の症状がどれくらいの頻度でありましたか。この1週間のあなたの状態に最も近いものを、1つだけ選んで、点数の数字を○で囲んでください。

	まったくない	5回に1回の割合より少ない	2回に1回の割合より少ない	2回に1回の割合くらい	2回に1回の割合より多い	ほとんどいつも
この1ヵ月の間に、尿をした後にまだ尿が残っている感じがありましたか。	0	1	2	3	4	5
この1ヵ月の間に、尿をしてから2時間以内にもう一度しなくてはならないことがありましたか。	0	1	2	3	4	5
この1ヵ月の間に、尿をしている間に尿が何度も途切れることがありましたか。	0	1	2	3	4	5
この1ヵ月の間に、尿をがまんするのが難しいことがありましたか。	0	1	2	3	4	5
この1ヵ月の間に、尿の勢いが弱いことがありましたか。	0	1	2	3	4	5
この1ヵ月の間に、尿をし始めるためにお腹に力を入れることがありましたか。	0	1	2	3	4	5

	0回	1回	2回	3回	4回	5回以上
この1ヵ月の間に、夜寝てから朝起きるまでに、普通、何回尿をするために起きましたか。	0	1	2	3	4	5

IPSS：　　　点

	とても満足	満足	ほぼ満足	なんともいえない	やや不満	いやだ	とてもいやだ
現在の尿の状態がこのまま変わらずに続くとしたら、どう思いますか。	0	1	2	3	4	5	6

QOL：　　　点

IPSS 重症度：軽度（0〜7点）、中等症（8〜19点）、重症（20〜35点）
QOL 重症度：軽度（0〜1点）、中等症（2〜4点）、重症（5〜6点）

(本間之夫ほか．International Prostate Symptom Score と BPH Impact Index の日本語訳の計量心理学的検討．日本泌尿器科学会雑誌．94，2005，560-9．より改変)

2 パッドテスト

1時間パッドテストと24時間パッドテストがあるんだ。前者は、飲水後に腹圧をかける動作を1時間行い、パッドに漏れた尿量を測定する。後者は、日常生活における24時間の尿失禁量を測定するよ。

腹圧性尿失禁の評価法!

3 排尿記録

尿量は計測カップで測定し、外来で行う。飲水量や尿失禁量を記載する排尿日誌もあるけれど、重要なのは排尿の時間と量。排尿記録は極めて重要で、頻尿の病態理解（多飲多尿の除外、頻尿の重症度判定）が可能になる。自己導尿の指導にも有効だよ。

24時間のうちの排尿の時間と量を記録!

POINT★

「夜3回おしっこする」といっても同じ3回でもさまざまで、1回排尿量が100mLの人と300mLの人とではわけが違う。それぞれの夜間尿量は300mLと900mLになり、後者は夜間多尿である。原因はさまざまだが、年齢とともに抗利尿ホルモンの分泌が低下する、いわゆる加齢現象とされる場合がある。時には利尿薬の影響を受けている場合がある。この場合、いわゆる「頻尿の薬」では効果がないため、水分摂取量やタイミングなどを検討する必要がある。診断では、排尿記録が必須の検査となる。患者にとって手間のかかる検査だが、行う意義は大きい。

4 内視鏡検査

外来で行う検査として、膀胱鏡検査がある。腎盂尿管鏡検査は、腰椎麻酔や全身麻酔下で行う。腹腔鏡検査は、腹腔内精巣の固定など、ごく限られた症例に対して麻酔下で行うよ。

1 膀胱鏡検査

膀胱内部の様子を観察する。硬性膀胱鏡と軟性膀胱鏡があるが、外来検査では一般的に軟性膀胱鏡を使うよ。

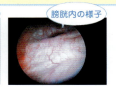

軟性膀胱鏡 / 膀胱内の様子

2 腎盂尿管鏡

尿管口より内視鏡を逆行性に送り込み、尿管や腎盂に腫瘍や狭窄などがないかを観察する。生検鉗子を用いて組織採取することもできる。

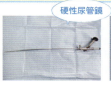
硬性尿管鏡

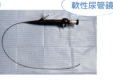
軟性尿管鏡

5 尿流動態検査

膀胱は蓄尿と排尿という相反する仕事を行う臓器。これに合わせて尿道も、尿を漏らさない、効率よく排泄させる、と協調して働く。この蓄尿状況、排尿状況を評価する検査をまとめて、尿流動態検査と呼ぶよ。

正常な蓄尿機能
- 膀胱平滑筋が弛緩し、低い内圧でためられる。
- 尿道括約筋が収縮し、尿を漏らさない。
- 適切な蓄尿量で尿意を感じる（初発尿意：150～250mL／最大尿意：350～500mL）。
- 苦痛を感じることなく、我慢することができる。

正常な排尿機能
- 膀胱が収縮し、腹圧をかけなくても出せる。
- 尿道括約筋が弛緩し、効率よく出せる。
- 残尿なく出せる。
- 途中で止めることもできる。

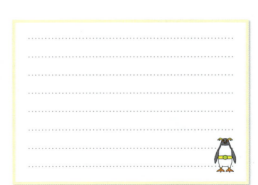

1 尿流測定

尿の勢いや排尿量、排出するまでの時間、排尿時間などを尿流測定装置で測定し、尿の出方を評価するよ。

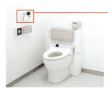
尿流量測定器フロースカイ UM-100
（画像提供：TOTO）

a. 波形の評価
- 正常な排尿では、すぐに尿が出始める ➡ 最大尿流率（Qmax）が15mL／秒以上（女性は20mL／秒以上）の山型の波形を示し、20〜30秒以内で残尿なく出し終える。

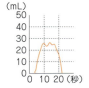

b. 異常な排尿パターンの例

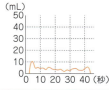

閉塞排尿パターン
- 尿道に何らかの閉塞があり、勢いが弱く、排尿時間が長い。
- 前立腺肥大症などの疾患でみられる。

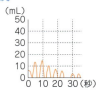

腹圧排尿パターン
- 膀胱平滑筋が収縮せず、腹圧のみで排尿し、途切れながら出る。
- 神経障害などによる低活動膀胱でみられる。

2 残尿測定

正常では、ほぼ残尿なく排尿できる。100mL以上の残尿があると、尿路感染などのトラブルを起こすリスクが高まるため、注意が必要だよ。

a. 残尿測定の方法
- 残尿量（膀胱容量）を評価する際 ➡ 導尿は正確だが患者の負担が大きいため、超音波画像診断装置を用いることが多い。
- 最近では、携帯式の測定装置も発売され、使われている。

b. 超音波画像診断装置を用いた測定方法

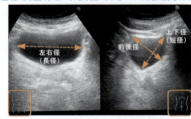

残尿量(mL) ≒ 左右径(cm) × 前後径(cm) × 上下径(cm) ÷ 2

MEMO

残尿があることと残尿感とは必ずしも一致しない！

注意

膀胱炎などによる膀胱刺激症状として残尿がなくても感じることもあれば、逆に糖尿病性末梢神経障害や骨盤内手術での末梢神経障害などで、残尿感はなくても残尿が多量に認められることもある。

3 膀胱内圧測定、内圧・尿流測定

膀胱内および直腸内圧を測定しながら蓄尿・排尿させ、その圧変化を蓄尿時、排尿時に分けてそれぞれ解析し、蓄尿・排尿機能を評価するよ。

内圧測定の仕組み

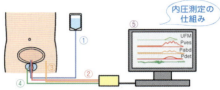

①生理食塩水注入ライン、②膀胱内圧測定ライン、③直腸圧測定ライン、④括約筋筋電図、⑤記録装置

内圧測定波形の一例

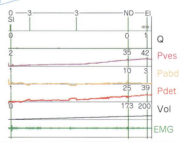

- 単位：cmH_2O
- 膀胱内圧（Pves）：膀胱にかかるすべての圧力を表す（腹圧も含まれる）。
- 腹圧（Pabd）：直腸内圧にて評価する。
- 排尿筋圧（Pdet）：膀胱そのものがかけている圧力を表す。Pves − Pabd により求める。
- 注入量（Vol）：膀胱内に注入した量を表す。
- 筋電図（EMG）：括約筋の筋緊張を示す。

6 腎機能検査

腎機能を知るうえで、採血による検査は必須。血液尿素窒素（BUN）、クレアチニン（Cr）、血液電解質を主に確認する。推算糸球体濾過量（eGFR）を求めることで腎機能を簡易的に評価することもできるよ。また、放射性同位元素を用いた分腎機能検査（腎シンチグラフィ）を行うこともあるよ。

1 推算糸球体濾過量（eGFR）

血清クレアチニン値と年齢、性別から計算するよ。腎臓にどれくらい老廃物を尿へ排泄する能力があるかを示すもので、この値が低いほど腎臓の働きが悪いよ。

POINT

推算糸球体濾過量（eGFR）の算出方法

男性
eGFR(mL/分/1.73m^2) = 194 × Cr$^{-1.094}$ × 年齢$^{-0.287}$

女性
eGFR(mL/分/1.73m^2) = 194 × Cr$^{-1.094}$ × 年齢$^{-0.287}$ × 0.739

2 腎シンチグラフィ

放射性同位元素（RI）を利用した検査法。腎の静態画像を得る腎静態シンチグラフィと、腎・尿路の動態画像を得る腎動態シンチグラフィの2種類に分けられるよ。

a. 腎静態シンチグラフィ

- 腎の位置、大きさ、形態を評価する検査法。
- ^{99m}Tc-DMSA を使用する。
- 腎の局所的な機能障害部位は陰影欠損として捉えられる ➡ 腎の瘢痕の判定に有用。

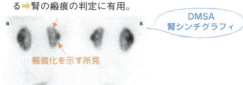

DMSA 腎シンチグラフィ

瘢痕化を示す所見

b. 腎動態シンチグラフィ

- ^{99m}Tc-DTPA または ^{99m}Tc-MAG3 を用いる。
- 静脈内投与後すみやかに腎に摂取され尿中に排泄される ➡ 腎への RI の集積・排泄の経時的変化を連続撮像し、動態画像として評価する。
- 腎内から放出される放射能を定量化し、経時的にグラフ化したもの ➡ レノグラムと呼ぶ。

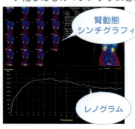

腎動態シンチグラフィ

レノグラム

本症例は、両側腎とも血管相、分泌相、排泄相のはっきりしない、高度腎機能低下型のレノグラム。

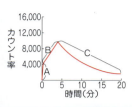 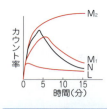

正常なレノグラムの様式図	さまざまなパターンのレノグラム
● A：第Ⅰ相（血管相または血流相） ● B：第Ⅱ相（機能相または分泌相） ● C：第Ⅲ相（排泄相）	● M_1：機能低下型 ● M_2：閉塞型 ● N ：正常型 ● L ：無機能型

MEMO

泌尿器科と腎臓内科のどちらにおいても尿を取り扱うが、両科は近くて遠い科といえる。泌尿器科は尿路全体（尿がつくられた後の通り道）を扱うのに対して、腎臓内科は腎機能障害（ネフロンなど、腎臓そのものの機能）を扱う。対象となる疾患も異なれば、必要な検査も異なる。また、検診結果の異常でいえば、血尿の精査は泌尿器科で行うのに対し、蛋白尿の精査は腎臓内科で行う。

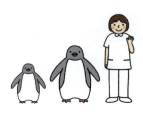

7 画像検査

1 超音波検査

対象物の内部の状態が非侵襲的に評価できるよ。

利点
- 患者負担が少ない。
- 施行が容易である。
- 動きを観察できる。

欠点
- 骨や肺、腸管を介しての検査はできない。
- 観察しにくい場所がある。

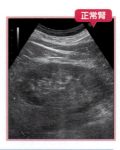
正常腎

代表的な異常所見

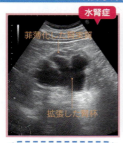
水腎症
菲薄化した腎実質
拡張した腎杯

長期に水腎症が続いた場合、腎実質が薄くなり、不可逆的に腎機能が低下する。

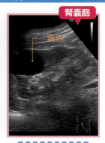
腎嚢胞
嚢胞

辺縁整、境界明瞭で、黒く抜けてみえる。

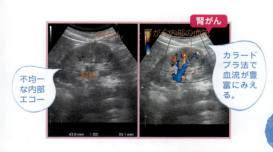

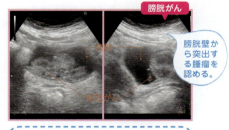

 検査 / 7 画像検査

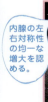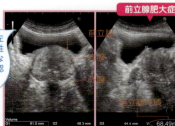

31

2 CT検査

コンピューター断層撮影をCTと呼ぶよ。尿路結石の診断、泌尿器がん（腎がん、膀胱がん、前立腺がんなど）の評価に施行する。造影剤投与で腎臓などの血流の豊富な組織が白く染まり、より詳細な観察が可能になるよ。

POINT

- 造影CT検査では、検査前3時間程度は絶食。検査後は、すみやかな排泄を促すために、飲水指導を行う。
- 造影剤アレルギーのリスクがあり、10万人に1人の割合でショックに至るといわれる。緊急時に対応できるような準備が必要。

代表的な異常所見

尿管結石

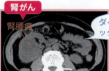

結石が白く（高吸収に）描出されている。

結石の上流に腎盂・尿管の拡張を認める（水腎症、水尿管）。

腎がん

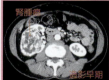
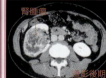

ダイナミックCT

右腎外側に腫瘍を認めるが、単純像では不明瞭である。造影早期で不均一に造影され、造影後期で造影効果が落ちて黒く（低吸収に）描出される。

膀胱がん

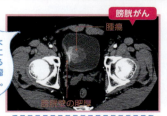

膀胱壁より内腔に突出する不整腫瘤を認める。

尿をためた状態での検査が望ましい。

2 検査 / 7 画像検査

3 MRI検査

磁気共鳴画像をMRIと呼ぶ。X線は使用せず、磁石と電磁波を使って体内の状態を描写する検査だよ。前立腺がんが疑わしい場合の精査や、がんの進展の評価などで施行するよ。

代表的な異常所見

前立腺がん

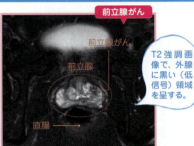

T2強調画像で、外腺に黒い（低信号）領域を呈する。

前立腺生検の前にMRIを行うことで診断率は向上し、不要な生検を回避できる可能性がある。

腎がん

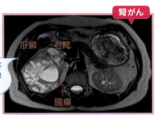

腫瘍と肝臓の境界が明瞭。

隣接臓器への浸潤・静脈内進展の評価に有用。

8 放射線検査

1 腎尿管膀胱部単純撮影（KUB）

KUBは泌尿器科用の腹部単純X線検査で、腎臓（kidney）・尿管（ureter）・膀胱（bladder）の頭文字をとったもの。

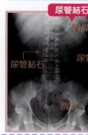

代表的な異常所見：尿管結石／腎臓／尿管結石／尿管／膀胱

尿管結石、膀胱結石の診断に有用。

2 点滴静注腎盂造影（DIP）、静脈性腎盂造影（IVP）

静脈注射された造影剤が腎臓で排泄されて尿路を満たしていく過程を時間経過に沿って描出するよ。

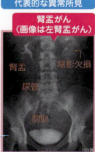

代表的な異常所見：腎盂がん（画像は左腎盂がん）／腎盂／陰影欠損／尿管／膀胱

腫瘍は陰影欠損として認められる。

尿路腫瘍の診断に有用。

35

3 逆行性腎盂造影（RP）

膀胱鏡で尿管、腎盂にカテーテルを留置後、造影剤を注入し、形態を確認する。腎盂・尿管がんを疑う場合には、尿を採取して尿細胞診検査を行うこともある。侵襲性が高く、感染リスクもある検査なので、注意が必要だよ。

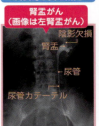

代表的な異常所見

腎盂がん（画像は左腎盂がん）
- 陰影欠損
- 腎盂
- 尿管
- 尿管カテーテル

腎盂・尿管がんや尿管狭窄の精査などで有用。

4 膀胱造影（CG）、排尿時膀胱尿道造影（VCUG）

VCUG 施行例。VCUG は、被検者の羞恥心への配慮が特に求められる。

カテーテルを挿入し、膀胱内に造影剤を注入して形態を確認する。造影剤注入後に排尿させて、VCUG を行うこともあるよ。

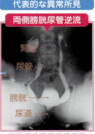

代表的な異常所見

両側膀胱尿管逆流
- 腎盂
- 尿管
- 膀胱
- 尿道

膀胱外傷、尿路再建術後、膀胱尿管逆流（VUR）などで有用。

9 生検検査

生検検査には、前立腺生検と腎生検があるよ。

1 前立腺生検

適応：前立腺がんが疑われる症例

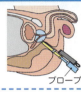

出血、感染症の合併症に注意！

プローブ

超音波ガイド下に経直腸的、および経会陰的に針生検。経会陰的針生検では、腰椎麻酔などが必要となる。

2 腎生検

適応：腎炎・腎症、腎移植後拒絶反応、非定型的腎腫瘍の診断

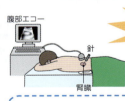

腹部エコー
針
腎臓

腎周囲血腫、血尿、感染の合併症に注意！

超音波ガイド下生検では局所麻酔下、開放生検では全身麻酔下で行う。

CHAPTER 3 疾患と治療

1 下部尿路機能障害

下部尿路機能は蓄尿（尿をためる）、排尿（尿を出す）の2つの機能があるよ[1]。通常は尿意を生じても我慢でき、トイレに行ってスムーズに排尿できる。

何らかの理由で下部尿路機能の正常な働きが失われる

蓄尿障害	排出障害
尿意を感じてもトイレに行くまで排尿を我慢できずに（尿意切迫感）尿が漏れる。	トイレに行ってもうまく排尿できない。

下部尿路機能障害

1 神経因性膀胱[2]

神経因性膀胱とは、排尿にかかわる神経が脳梗塞や脊髄損傷などの疾患で障害を受けて、下部尿路機能障害を起こす疾患のことをいうよ。

◆排尿にかかわる神経

> 排尿にかかわる神経で重要な構造は、脳幹部（橋）にある排尿中枢と、仙髄にある排尿中枢。障害がこの中枢の上流にあるか下流にあるかによって、下部尿路機能の症状は変化する。

- ●原因疾患：脳梗塞など
- ●症状：頻尿、尿失禁

- ●原因疾患：脊髄損傷など
- ●症状：排出障害（残尿の増加など）、蓄尿障害（頻尿、尿失禁）

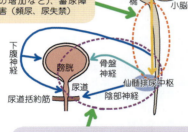

- ●原因疾患：骨盤内手術、糖尿病など
- ●症状：排尿反射の消失（排尿障害）、知覚の消失

POINT

- ●中枢神経：大脳、橋排尿中枢と仙髄を中心とした脊髄排尿中枢からなる。
- ●末梢神経：下腹神経、骨盤神経、陰部神経からなる。
- ●それぞれの障害部位により、各症状が異なる。

症状

a. 脳幹部より上位の障害
- 脳梗塞や脳出血などで起こる。
- 脳幹部(橋)排尿中枢の排尿反射を抑えることができない➡頻尿、尿失禁を起こす。

b. 脳幹部から仙髄排尿中枢までの障害(核上型神経因性膀胱)
- 脊髄損傷などで起こる。
- 受傷直後➡尿意が消失して排尿ができなくなる。
- 受傷数週〜数ヵ月後➡排尿可能となる(脊髄を介した排尿反射による排尿)。
- 慢性期：膀胱の収縮と尿道の弛緩がうまく同時に働かない(排尿筋括約筋協調不全〈DSD〉)➡円滑な排尿ができない➡膀胱が高圧の状態となる➡残尿の増加や水腎症、腎機能障害などを起こしやすくなる。

c. 仙髄排尿中枢から下位の障害(核・核下型神経因性膀胱)
- 骨盤内手術後や二分脊椎症などで起こる。
- 肛門周囲の知覚や運動の低下・消失。
- 尿意、排尿反射の消失➡腹圧をかけたときに排尿したり、残尿が多過ぎて尿が漏れる(溢流性尿失禁)。
- 伸展性が失われて硬くなった膀胱➡膀胱内圧が高くなることが多い。
- 椎間板ヘルニア・脊柱管狭窄症：膀胱が不随意収縮を起こすことがある。

 評価

- さまざまな排尿症状や蓄尿症状があるので、各症例について双方の評価を行うことが重要。
- 尿失禁➡QOL低下を生じる。
- 排尿障害➡尿路感染症や腎機能障害などの上部尿路障害を起こすことがある。

- 伸展性が失われ硬くなった膀胱で、膀胱内圧が上昇する症例➡水腎症や膀胱の尿が腎臓に逆流し（膀胱尿管逆流症）、腎機能障害を起こしやすいため要注意。

 検査

- 問診、身体所見、尿検査、血液検査（腎機能）、超音波検査、排尿障害の精査➡尿流動態検査（尿流量測定、残尿測定、膀胱内圧測定）。

 治療

- 排尿障害・蓄尿障害：それぞれで治療を検討。
- 生活指導、薬物治療などの保存的治療が困難な場合➡清潔間欠導尿（CIC）や留置カテーテルを検討する。
- 感染症や腎機能障害など、生命に危険を及ぼす可能性のある症例➡外科的治療も考慮する。

a. 蓄尿障害の治療

◆行動療法
- 生活指導、骨盤底筋体操などの過活動膀胱に準じた行動療法を行う。
- 理学療法：電気・磁気刺激療法（neuromodulation）（仙髄排尿中枢より末梢の神経を電気または磁気で刺激する治療法）で、膀胱の過剰な収縮を抑制する。

◆薬物療法
- 抗コリン薬（オキシブチニン塩酸塩、プロピベリン塩酸塩、トルテロジン酒石酸塩、コハク酸ソリフェナシン、イミダフェナシン）、β_3作動薬（ミラベグロン）➡膀胱の弛緩作用があるため、頻尿、尿失禁の治療に用いる。

◆手術治療
- 腹圧性尿失禁：尿道スリング手術や人工尿道括約筋留置術などを行う。

- 膀胱が硬くなり膀胱内圧が高くなった症例で膀胱尿管逆流症や腎機能障害を引き起こす場合 ➡ 腸管（回腸や結腸）を用いた膀胱拡大術などを検討。

b. 排尿障害の治療

◆行動療法
- 排尿障害：かつては腹圧をかけたり下腹部を叩いたりして排尿させていたが、排尿時に尿道が強く締まったままの症例では膀胱内圧が上昇しやすい ➡ 腎機能障害や尿路感染症を助長するので、勧められない。

◆薬物療法
- $α_1$ アドレナリン受容体遮断薬：尿道を緩めて排尿をスムーズにする目的で使用される。
- ウラピジル（$α_1$ アドレナリン受容体遮断薬）：神経因性膀胱で唯一の保険適用。その他は前立腺肥大症に対する適応。

◆間欠導尿
- 排尿障害また大量の残尿を認める患者 ➡ 尿意あるいは一定の間隔で導尿を行う治療。
- 膀胱が高圧である場合 ➡ 抗コリン薬などを併用して、なるべく膀胱を低圧にしておくことが重要。

◆留置カテーテル
- 生活指導や薬物療法、間欠導尿などが困難である場合 ➡ 排尿管理の手段となる。
- 長期の留置カテーテル ➡ 尿路感染、萎縮膀胱、結石の産生、尿道下裂などを引き起こすため、注意が必要。

2 過活動膀胱

過活動膀胱（OAB）とは、我慢できない強い尿意を急に感じる症状（尿意切迫感）で、そのために頻尿や尿失禁を起こす状態をいう。神経因性膀胱や前立腺肥大、加齢などが原因とされているよ。

診断　症状の診断基準、過活動膀胱症状スコア（OABSS）がよく使用される。

以下の症状がどれくらいの頻度でありましたか。この1週間のあなたの状態に最も近いものを、1つだけ選んで、点数の数字を○で囲んでください。

質問	症状	点数	頻度
1	朝起きたときから寝るときまでに、何回くらい尿をしましたか	0 1 2	7回以下 8〜14回 15回以上
2	夜寝てから朝起きるまでに、何回くらい尿をするために起きましたか	0 1 2 3	0回 1回 2回 3回以上
3	急に尿がしたくなり、我慢が難しいことがありましたか	0 1 2 3 4 5	なし 週に1回より少ない 週に1回以上 1日1回くらい 1日2〜4回 1日5回以上
4	急に尿がしたくなり、我慢できずに尿を漏らすことがありましたか	0 1 2 3 4 5	なし 週に1回より少ない 週に1回以上 1日1回くらい 1日2〜4回 1日5回以上
合計点数			点

過活動膀胱の診断基準　尿意切迫感スコア（質問3）が2点以上かつOABSS合計スコアが3点以上
過活動膀胱の重症度判定　OABSS合計スコア
　軽症：5点以下　中等症：6〜11点　重症：12点以上[3]

（本間之夫ほか，過活動膀胱症状質問票〈overactive bladder symptom score：OABSS〉の開発と妥当性の検討．日本泌尿器科学会雑誌．96, 2005, 182. より改変）

- OABの症状を引き起こす疾患が他にもあるため（膀胱炎、膀胱がん、膀胱結石など）、尿検査や超音波検査などでこれらの疾患がないか確認しておく➡身体所見、尿検査、尿細胞診検査、尿培養検査、超音波検査、PSA検査など。

3 疾患と治療 — 1 下部尿路機能障害

- 排尿状態の確認➡尿流量測定、残尿測定、排尿日誌などを評価。

 治療

- 薬物療法が中心➡抗コリン薬と$β_3$作動薬を用いる。神経因性膀胱の治療とほぼ同じ薬剤。
- その他➡生活指導、膀胱訓練、理学療法、排泄介助などといった行動療法が有効。

a. 生活指導
- ☑ 過剰な水分摂取を控える。1日尿量を体重の2%程度に。
- ☑ カフェイン、アルコールの大量摂取を控える。
- ☑ 便秘を予防する。
- ☑ 外出時にはトイレの場所を確認する。
- ☑ ポータブルトイレを使用するなど尿器を工夫する。
- ☑ 着脱しやすい衣服を着用する。

b. 膀胱訓練
- 尿意を我慢する訓練➡短い時間(1〜2分程度)から少しずつ間隔を延ばすことで膀胱容量を増やす。
- 目標➡2〜3時間ぐらい我慢できるようになること。
- 排尿困難などで残尿が多い症例➡上記の方法は感染や腎機能障害などを助長することもあるので、避けたほうがよい。

c. 排泄介助
- 高齢者や認知症の人➡排泄を介助する。
- 尿失禁予防➡トイレへ誘導して排尿を促す。
- 誘導するタイミング➡一定の時間を決めて誘導するか、尿意のある場合はそのタイミングで誘導。
- 尿意を伝えられない場合➡尿意のサイン(もじもじするなど)や、排尿日誌から適切なタイミングを読みとりトイレへ誘導。

2 間質性膀胱炎

間質性膀胱炎は、膀胱壁の働きが弱く、尿のなかにある刺激物質に対して過敏になり、下腹部痛、頻尿、尿意切迫感を引き起こすとされているよ。その原因については不明なんだ[4]。まだわかっていないことが多く、確定的な治療方法もない。

他疾患を疑って検査、治療を行っても原因がまったくわからず、治療がうまくいかないことがあるよ。なかには精神科疾患の可能性が指摘される場合もある。それほどまでに、QOLを著しく低下させる疾患だよ。

除外診断を行うことが重要。膀胱がんや尿路結石、感染症などがないことを確認する必要があるよ。

検査

a. 初期検査
- 尿検査、尿細胞診検査、尿培養検査、腫瘍マーカー、超音波検査、尿流量測定、残尿測定を行う。

b. 膀胱鏡検査
- 膀胱がんを除外するためにも行うべき検査。
- 間質性膀胱炎の典型的な所見 ➡ Hunner's lesion（ハンナ潰瘍：尿路上皮が剥落したびらん状の潰瘍）や、膀胱壁が伸展虚脱して起こる点状出血や五月雨状出血。

評価

- 間質性膀胱炎症状スコア・問題スコアを用いる。

治療

a. 薬物療法
- 現在わが国の間質性膀胱炎の治療 ➡ 保険収載された薬剤はない。

> 症状改善にやや有効であるとされている間質性膀胱炎の治療薬

	薬剤例
経口	アミトリプチリン塩酸塩
	ヒドロキシジン
	シメチジン
	シクロスポリンA
	スプラタストトシル酸塩
膀胱内注入	ジメチルスルホキシド（DMSO）
	ヘパリン
	リドカイン
	ヒアルロン酸
	ペントサン多硫酸塩（PPS）

b. 膀胱水圧拡張術
- 唯一保険適用となっている治療。
- 麻酔下に膀胱鏡検査を行い膀胱内を観察 ➡ 灌流液を膀胱内に充満させて膀胱を拡張。
- 膀胱生検との併用 ➡ 膀胱がんの除外診断ができる ➡ さらに潰瘍を焼灼することで膀胱痛などの症状が改善するとされている。治療効果は50～70％ぐらいで有効だが、有効期間が短く、おおむね3～6ヵ月ほど。

c. その他の治療
- 上記の治療が有効でない場合 ➡ ボツリヌス毒素の注入や外科的切除（膀胱全摘除術など）を検討。ただし、摘出しても下腹部痛が残存する可能性があり、適応を慎重に検討する[5]。
- 行動療法、患者教育・指導 ➡ 低コスト低侵襲という点で重要な治療。
- 患者によっては膀胱訓練や特定の食品（コーヒー、酒、果物など）で症状が増悪することがある ➡ 避けるよう指導。
- 便秘予防 ➡ 症状緩和に効果的。

3 尿失禁・骨盤臓器脱

女性は尿道が短いため、尿失禁はしばしばみられる疾患だよ。そのなかでも、腹圧性尿失禁、切迫性尿失禁は高頻度で認める。

1 腹圧性尿失禁

重い物を持ち上げたときや飛び上がるなどの運動をしているとき、くしゃみや咳をしたときに生じる尿失禁をいうよ。出産後や閉経後の女性に多いけれど、前立腺全摘除術後の男性にもみられるよ。

原因

- 尿道を締める筋肉（外尿道括約筋）やその周囲の骨盤臓器を支える筋肉が弛緩する ➡ 尿道が不安定になって漏れやすくなったり、閉経に伴ってエストロゲンが低下したりする ➡ これらにより尿道括約筋が萎縮することなどが原因として考えられる。

診断

- パッドテストなど：尿失禁量を測定 ➡ 重症度を評価。

> 外来で行われることの多い検査。パッドの重さを測定して、尿失禁量を測定する。

1時間パッドテスト

| 必要物品 | 持参のパッド、重量計、時計 |

0分	パッドを装着し、水分500mLを15分以内に飲水する。
15分	歩行を30分間する。
45分	歩行後 ●階段の昇降（1階分）：1回 ●椅子に座る、立ち上がる：10回 ●強くせき込む：10回 ●1ヵ所を走り回る：1分間 ●床上のものを腰をかがめて拾う：5回 ●流水で手を洗う：1分間
60分	終了。パッドの重さを測定する。

パッドの重さと尿失禁量

2g以下	尿禁制あり
2〜5g	軽度
5〜10g	中等度
10〜50g	高度
50g以上	極めて高度

治療

a. 行動療法

● 生活指導（食事改善などによる減量）や骨盤底筋体操。

骨盤底筋体操♪

これらの体位をとりながら、骨盤底筋を締める（肛門あるいは腟を締める）訓練を行う。

❶ 仰向けになる

> 1回あたり数分間とし、1日2〜3回行う。

❷ 机に手をついて

❸ 肘・膝をついて

❹ 椅子に座って

❺ 背筋を伸ばしながら

b. 薬物療法
- クレンブテロール塩酸塩などを使用する。

c. 手術療法
- 生活指導、薬物療法が著効しない場合 ➡ 手術療法を検討。
- 女性の場合：TOT手術やTVT手術が多く行われる。
- 男性の場合：人工尿道括約筋留置術などが行われる。

◆腹圧性尿失禁手術

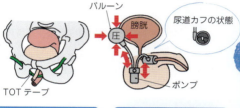

女性	男性
TOT手術	人工尿道括約筋留置術

人工のTOTテープあるいはデバイスを尿道の周囲に留置し、尿道を固定または圧迫することで、尿失禁を改善させる。

2 切迫性尿失禁

急激に起こる尿意（尿意切迫感）とともに尿が漏れることを切迫性尿失禁という。40歳代以上に多く、男女にみられ、加齢とともに増加するよ。

 原因

- 脳梗塞や脊髄損傷などの脳脊髄疾患、および前立腺肥大症などに伴って起こることがある ➡ 多くは原因不明（特発性）。

治療

- 過活動膀胱の治療（44ページ参照）に準じる。

3　骨盤臓器脱

骨盤底は、骨盤を形づくる骨（恥骨、坐骨、尾骨）とハンモック状に結合した筋肉・筋膜でできている。これらの筋肉・靭帯の損傷、弛緩により骨盤内の臓器が腟に脱出したものを骨盤臓器脱（POP）という。脱出した臓器により、膀胱瘤、子宮脱、直腸瘤、腟断端脱などと呼ばれるよ。

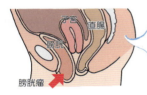

骨盤底筋が脆弱化して腟前壁が緩み、膀胱の後壁が腟から飛び出している。

原因

- 出産、骨盤内手術の既往、加齢、肥満など。

症状

- 主な症状 ➡ 膀胱や子宮などそれぞれに下垂感があり、立位や腹圧をかけると腟より何かを触れる。
- 腹圧性尿失禁を合併することも多い。
- 膀胱脱が増悪 ➡ 尿管が引き伸ばされて水腎症となることもある。

診断

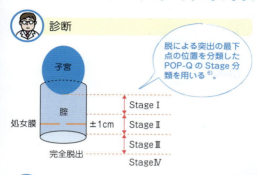

脱による突出の最下点の位置を分類したPOP-QのStage分類を用いる[6]。

 治療

a. 保存的治療
- Stage Ⅰ の場合 ➡ 骨盤底筋体操などの保存的治療。
- Stage Ⅱ 以上で本人の治療希望が強い場合 ➡ ペッサリーなどの腟内留置や外科的治療を検討。

b. 外科的治療
- 経腟メッシュ（TVM）手術がわが国では多い。
- 最近では腹腔鏡下仙骨腟固定術（LSC）も行われている。

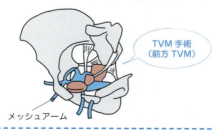

腟前壁と膀胱の間に人工のメッシュを留置し、固定することで、膀胱の脱出を防ぐ。

4 前立腺肥大症

加齢とともに前立腺移行域が腫大し、尿道が閉塞する病態を前立腺肥大症（BPH）というよ。60歳代で約50％、80歳代で約90％に認められる。

原因

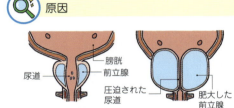

- 性ホルモンが関与しているともいわれる。
- 肥大の程度と排尿障害の重症度は必ずしも相関しない。
- 尿道や膀胱の機能低下が関連して男性下部尿路症状（LUTS）をきたすとされている。

症状

- 主な症状➡頻尿、排尿困難感、尿意切迫感、残尿感といった下部尿路症状。
- 評価➡国際前立腺症状スコア（IPSS）（20ページ参照）がよく用いられる。
- 高度に進行した場合➡尿路の完全閉塞をきたす➡尿閉や腎後性腎不全の原因になり得る。

検査

- 超音波検査：水腎症の有無や前立腺体積、形態、残尿量の評価を行う➡尿流量測定で尿の勢いを評価する。
- 前立腺肥大症と前立腺がんは相関しないとされる➡前立腺がんのマーカーであるPSA値が軽度に上昇することも多いため、必ず確認する。
- がんの除外➡直腸診も有用。
- 手術を検討する場合➡術後の治療効果を推定する目的で術前に尿流動態検査を行うことが推奨される。

治療

a. 薬物療法

- 症状を伴う前立腺肥大症の場合➡まず$α_1$受容体遮断薬やホスホジエステラーゼ（PDE）5阻害薬、5α還元酵素阻害薬で保存的加療を試みる。
- 頻尿や尿意切迫感が強い場合➡過活動膀胱治療薬である抗コリン薬や$β_3$作動薬を併用することも多い。

前立腺肥大症に伴う尿トラブルを改善する主な薬剤と働き	
PDE5阻害薬	排尿にかかわる筋肉の緊張を緩めるとともに、血流を改善する。
$α_1$受容体遮断薬	排尿をコントロールする神経の伝達に関与し、排尿にかかわる筋肉の緊張を緩める。
5α還元酵素阻害薬	前立腺の肥大を縮小させる。
漢方薬 植物エキス配合製剤	主に炎症を抑えることで、症状を軽減すると考えられる。

過活動膀胱に伴う尿トラブルを改善する主な薬剤と働き	
抗コリン薬、$β_3$作動薬	膀胱が過敏な状態を改善する。

b. 手術療法

- 経尿道的前立腺切除術（TURP）が主流であった➡巨大な前立腺肥大には対応が困難なことがあり、開腹による前立腺核出術を行うことがあった。
- 最近は、出血のリスクが少ない経尿道的ホルミウム・ヤグレーザー前立腺核出術（HoLEP）や、光選択的レーザー前立腺蒸散術（PVP）が、大きな前立腺肥大でも比較的安全に施行できることから、普及しつつある。

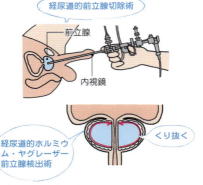

TURP	HoLEP	PVP
電気メスを使って、肥大した前立腺を削り取る。	レーザーを使って、肥大した前立腺をくり抜く。	レーザーを使って、肥大した前立腺を蒸散させる。

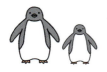

5 尿路結石症

尿路結石とは、尿路（腎臓、尿管、膀胱、尿道）にある結石のことで、このうち、腎臓と尿管にできた結石を上部尿路結石（約95％）といい、膀胱と尿道にできた結石を下部尿路結石（約5％）という。上部と下部で症状や治療方法が異なるよ。

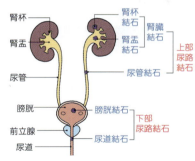

 分類

a. 上部尿路結石
- 1980年までは開腹手術がほとんどであった。
- 外科的治療の中心 ➡ 現在では経皮的腎砕石術（PNL）、経尿道的尿管砕石術（TUL）などの尿路内視鏡（endourology）による治療や、体外衝撃波砕石術（ESWL）。尿路内視鏡との併用療法を含めると9割以上の患者で施行[7]。

b. 下部尿路結石
- 膀胱結石が大半を占める。

- 膀胱結石：尿管結石が膀胱に落下したものと、膀胱で形成されるものがある。
- 膀胱で結石が形成される原因➡尿道カテーテルなどの異物が留置されていること、下部尿路の通過障害、膀胱内の感染など。
- 症状：膀胱刺激症状（膀胱炎のような頻尿や排尿時痛）や、排尿困難・尿閉など。

原因

- 食事内容、職業、気候、遺伝などが、複雑に絡み合っていると考えられる。
- 成分：カルシウムを含む結石が全体の90％を占めており、シュウ酸カルシウムやリン酸カルシウム、またはこれらが混合したものがある。
- その他：X線陰性（X線写真に写らない）の尿酸結石やシスチン結石、尿路感染症に関連したリン酸マグネシウムアンモニウム結石などがある。

診断

- 尿路結石症を疑う主な症状➡疼痛と血尿。
- 結石が膀胱の近くまで下降する➡膀胱刺激症状（頻尿、尿意切迫感、残尿感など）を伴うことがある。
- その他の随伴症状➡悪心・嘔吐や発熱、ショック、腎不全症状を伴うことがある。

検査

- 検尿、超音波検査、腹部X線検査などを行う。
- X線検査、CT検査➡最も優れた診断能を有する。
- 結石が自然排石した場合や手術的治療後の結石分析➡再発予防のために重要。

治療

a. 保存的治療
- 一般的に、自然排石が期待できる5mm以下の結石➡保存的治療、自然排石が望めない10mm以上の結石➡積極的治療が推奨される。

◆疼痛に対する処置
- 非ステロイド性抗炎症薬（NSAIDs）坐薬の使用が勧められる。
- 禁忌：アスピリン喘息の患者や妊婦。

◆尿路閉塞に対する処置
- 尿管ステント留置術や腎瘻造設術を行う。
- 尿路閉塞を長期間放置した場合➡感染や腎機能障害を引き起こしてしまうため、注意が必要。

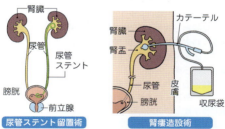

尿管ステント留置術　　腎瘻造設術

◆排石促進
- 日常生活指導：飲水による尿量増加や運動療法など。
- 尿管を弛緩させるため➡ $α_1$ 受容体遮断薬を処方する場合がある。

◆結石溶解
- 尿路結石の90%以上を占めるカルシウム含有結石➡溶解は期待できない。
- 尿酸結石やシスチン結石➡薬物による結石溶解が可能。

- 尿をアルカリ化させるクエン酸カリウム・クエン酸ナトリウム配合剤（ウラリット®）がよく使用される。
- さらに、尿酸結石➡アロプリノール（ザイロリック®）、シスチン結石➡チオプロニン（チオラ®）を併用。

b. 手術的治療

◆体外衝撃波砕石術（ESWL）
- ほぼすべての尿路結石に対して実施することが可能だが、すべての結石が ESWL で治療されるわけではない➡内視鏡的治療と治療効果などを総合的に判断して施行。
- 禁忌：妊婦や 50mm 以上の大動脈瘤および 20mm 以上の腎動脈瘤、未治療の血液凝固異常・尿路感染症合併。

c. 内視鏡的治療

◆経尿道的尿管砕石術（TUL）
- 麻酔下で経尿道的に結石にアプローチ➡ホルミウム・ヤグレーザーで結石を破砕➡砕石片を抽石する手術。

◆経皮的腎砕石術（PNL）
- 珊瑚状結石などの腎内の大きな結石に対して腎瘻を作成➡経皮的に結石にアプローチ➡超音波砕石装置を用いて砕石・抽石を行う手術。

◆膀胱砕石術
- 自然排石されない膀胱結石に対して経尿道的にアプローチ➡砕石・抽石する手術。

◆開放手術
- 現在はほとんど行われていない。
- ESWL、TUL を駆使しても治療困難な珊瑚状結石で選択肢となることがある。

d. 再発予防治療

- 原因が明らかな場合➡基礎疾患に対する治療や薬物を用いた予防治療を行うことがある。
- 基本的には生活指導・管理が重要。
- 1 日の尿量が 2,000mL 以上となるように水分摂取を促す➡規則正しい食事指導を行うことが大切。

6 尿路・性器の感染症

1 腎盂腎炎

細菌の逆行性感染による腎盂および腎実質の非特異的炎症で、単純性のものは女性に多くみられるよ。

原因

- 尿管結石などが原因となり、尿流がうっ滞して引き起こされる場合や、生まれつき膀胱と尿管のつなぎ目にある逆流防止機構が弱い膀胱尿管逆流（VUR）が原因となって引き起こされることもある。
- 起炎菌：大腸菌などのグラム陰性桿菌によるものが多い。
- 糖尿病やステロイド内服中などの易感染性の要因がある➡罹患しやすい。

症状

- 38℃後半〜40℃の高熱に悪寒・戦慄といった強い症状を伴うことが多い。
- 肋骨脊柱角部圧痛（CVA／患側の背中を叩くと響くような痛み）を自覚することがある➡腎盂腎炎に特徴的。
- 治療が遅れる➡細菌が血流に乗って敗血症に移行することがあるため、早期の対応が大切。

診断

- 血液検査：白血球（WBC）の著明な増加、およびC反応性蛋白（CRP）の著明な亢進など➡細菌感染を示唆。
- 尿の通過障害➡腎機能低下を伴うこともある。

- 採尿して膿尿の有無を確認するとともに、細菌培養で起炎菌を調べたり、薬剤感受性試験を行う。
- 超音波検査：水腎症の有無をみる➡水腎症がなくても腎盂腎炎の否定はできない。
- CT検査：患側腎の腫大や周囲脂肪織の境界不明瞭化が特徴的とされる➡確定診断できないことも多い。

 治療

- 治療の中心➡輸液や抗生物質投与。
- 上部尿路の閉塞が原因となっている場合➡尿管ステント（57ページ参照）や腎瘻によるドレナージを考慮。
- 軽症➡外来での加療も可能、重症➡入院加療が推奨される。

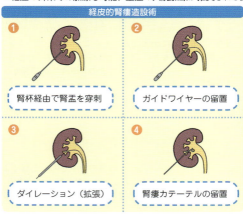

経皮的腎瘻造設術

1. 腎杯経由で腎盂を穿刺
2. ガイドワイヤーの留置
3. ダイレーション（拡張）
4. 腎瘻カテーテルの留置

2 膀胱炎

高齢女性に多いけれど、若年女性でもしばしばみられ、性交や月経時の処置が誘因となることがあるよ。

原因

- 原因の多く ➡ 大腸菌などのグラム陰性桿菌による逆行性感染。
- 慢性的な膀胱炎 ➡ 膀胱結石や膀胱腫瘍による慢性炎症、膀胱憩室、神経因性膀胱などによる残尿の増加が原因となることもある。
- 膀胱炎を何度も繰り返す患者 ➡ 注意が必要。

症状

- 主な症状 ➡ 頻尿、排尿時痛、尿混濁。
- 基本的には発熱を伴わない。

検査

- 尿検査にて膿尿の確認が必須。
- 膀胱炎を繰り返す場合 ➡ 超音波検査や排尿機能検査での原因検索を追加。

治療

- 抗生物質投与と水分摂取が基本。
- 原因疾患を認める場合 ➡ その治療も行う。

3 尿道炎

解剖学的な違いから、ほぼ男性にのみ起こるよ。高齢者などでは、逆行性の非特異的感染症もみられる。

原因

- 原因の多く ➡ 性(行為)感染症(STD)としての淋菌やクラミジアなど。

治療

- 起炎菌に応じた抗生物質投与と水分摂取が基本。

4 前立腺炎

慢性前立腺炎の場合、会陰部の痛みや違和感などの症状のみで、発熱や膿尿、細菌尿を認めないことが多く、原因の特定が難しいんだ。

 原因

- 急性前立腺炎：性（行為）感染症を含む尿路感染症に伴って起こる。
- 尿道カテーテルの留置や自己導尿などが原因となることもある。

 症状

- 主な症状 ➡ 発熱、排尿時痛、会陰部の圧迫感、頻尿。
- 前立腺腫大による尿道閉塞 ➡ 尿閉をきたすことがある。
- 注意：直腸診で硬く腫大した前立腺を触知する ➡ 圧迫で血中に菌が拡散する可能性がある。

 検査

- 尿検査：膿尿や原因菌の特定。
- 前立腺がんのマーカーである PSA 値が高値を示すが、前立腺炎の検査としての保険適用は認められていない。

治療

- 原因菌に準じて、抗生物質を投与。
- 慢性前立腺炎：前立腺マッサージで排膿を促すと、一時的に症状が軽減することがある。

5 精巣上体炎

全年齢層で特に誘因なく起こり得るけど、前立腺肥大症の術後などにも起こりやすいよ。

 原因

- 逆行性の細菌感染によって起こる。
- 若年例：クラミジアなどによる性（行為）感染症も原因として疑う。

 症状

- 主な症状➡患側精巣の腫大、圧痛、発熱。

 検査

- 検尿で膿尿を確認したり、尿培養検査を行う。
- 小児例：精巣捻転との鑑別が重要➡カラードプラ法などで精巣上体の腫大や精巣内の血流を確認する。

 治療

- 原因菌に準じて、抗生物質を投与する。
- 感染が落ち着き解熱しても、精巣上体の腫大は遷延することが多い。

6 精巣炎

造精機能が不可逆性に失われ、男性不妊の原因となり得るので要注意だよ。

 原因

- おたふく風邪の原因であるムンプスウイルスが思春期以降に感染することで起こる。

 症状

- 主な症状➡発熱、精巣腫脹、疼痛。

 治療

- 保存的対応➡安静や局所の冷却など。

7 性(行為)感染症

性行為あるいはその類似行為により感染するものを総称して性(行為)感染症と呼ぶよ。通常の性行為以外でも、オーラルセックスでの感染例が増加している。

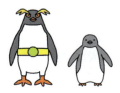

治療

- 原因菌、ウイルスに対する投薬が原則。
- パートナーも同時に治療することが重要。

◆性（行為）感染症の原因と症状

性（行為）感染症	原因	症状
クラミジア感染症	クラミジアの感染で起こる。性（行為）感染症の過半数を占める。	潜伏期間は2～3週間。排尿時痛、膿汁分泌で気付くが、症状が軽いこともある。
淋病	淋菌感染で起こる。一時減少していたが、近年、耐性菌の出現により増加傾向である。	潜伏期間は3～7日間。排尿時痛や膿汁分泌がみられるが、クラミジアよりも症状が強い。
梅毒	トレポネーマ・パリダムという微生物が原因。近年、増加傾向にあり、問題視されている。	2～4週間の潜伏期間を経て、性器のしこりなどで発症する。進行とともに全身に拡がるが、最終的には心血管系や中枢神経も侵される。
性器ヘルペス	ヘルペスウイルスⅡ型による感染が原因。	外陰部に痛みを伴う水疱や潰瘍形成を認める。治癒しても再発しやすい。
尖圭コンジローマ	ヒトパピローマウイルスによる感染が原因。	外陰部を中心に、いぼ状のしこりができる。切除や焼灼で治療するが、再発しやすい。
HIV感染症／AIDS（後天性免疫不全症候群）	ヒト免疫不全ウイルス（HIV）が原因。AIDSは感染後の発症した状態を指す。	数年～10数年の潜伏期間を経て、免疫不全状態をきたし、日和見感染症で発症する。

3 疾患と治療 | 6 尿路・性器の感染症

7 尿路・性器の腫瘍

1 腎がん

50歳以降から発生頻度が上がり、男性に多いよ。良性腫瘍としては、腎血管筋脂肪腫がよくみられる。腫瘍径5cmを超えると破裂・出血の危険があり、治療の適応となる。

分類

- 腎臓実質にできるがん ➡ 腎実質の近位尿細管由来の淡明細胞がんが最も多い。
- 他に乳頭状腎細胞がん、嫌色素性腎細胞がん、小児に発生するウィルムス腫瘍、稀に悪性腫瘍の肉腫がある。

危険因子

- 肥満、喫煙、高血圧などの生活習慣、長期透析、遺伝的素因など。

症状

- 血尿、腹部のしこり、側腹部痛が古典的三徴といわれていた ➡ 最近は検診で無症状のうちにみつかることが増えた。
- 採血検査で貧血が疑われたり、炎症反応の上昇を伴うことも多い。

診断

- 超音波検査で腎がんが疑われ、CT検査、MRI検査で診断されることが多い。
- 診断に有用な腫瘍マーカーはなく、画像診断が基本。

病期分類

TNM分類（日本泌尿器科学会ほか編、"病理組織学的TNM分類"、腎癌取扱い規約 第4版、東京、金原出版、2011, 40-1, 43-4. より改変）

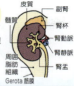

◆T分類（原発巣）

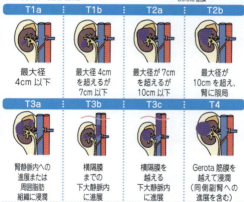

T1a	T1b	T2a	T2b
最大径4cm以下	最大径4cmを超えるが7cm以下	最大径が7cmを超えるが10cm以下	最大径が10cmを超え、腎に限局

T3a	T3b	T3c	T4
腎静脈内への進展または周囲脂肪組織に浸潤	横隔膜までの下大静脈内に進展	横隔膜を越える下大静脈内に進展	Gerota筋膜を越えて浸潤（同側副腎への進展を含む）

◆N分類（リンパ節転移）

NX	リンパ節転移評価不能
N0	所属リンパ節転移なし
N1	1個の所属リンパ節転移
N2	2個以上の所属リンパ節転移

◆M分類（遠隔転移）

MX	遠隔転移評価不能
M0	遠隔転移なし
M1	遠隔転移あり

治療

a. 病期分類別の治療
◆転移がない場合
- T1 までは腫瘍のみを切除 ➡ 腎機能温存を図る腎部分切除が主流。

◆T2 以上
- 腎臓ごと切除する根治的腎摘除術。

◆T3b 以上
- 手術そのもののリスクが上昇 ➡ 手術適応は症例ごとに検討する。

◆内視鏡手術
- 近年は腹腔鏡やロボットを使った鏡視下手術も盛ん ➡ 患者への負担が軽減。

◆外科的治療
- 転移を有する場合 ➡ 原発巣を摘出することで予後が改善するという報告もあり、外科的切除を行うことが多い。

b. 免疫療法
- 従来より、抗がん薬が有効でないことが知られている ➡ 薬物療法はインターフェロンやインターロイキンを用いた免疫療法が主流であった。

c. 分子標的薬治療
- 近年、血管新生阻害作用などを有する分子標的薬（スニチニブリンゴ酸塩、アキシチニブ、パゾパニブ塩酸塩など）の効果が証明された ➡ 頻用されている。

d. 免疫チェックポイント阻害薬
- さらに最近では、免疫チェックポイント阻害薬（ニボルマブ）という腫瘍免疫を介して腫瘍を攻撃する治療法が実用化 ➡ 注目されている。

e. 放射線療法
- 原則として、放射線療法は有効ではない。
- 痛みや骨折などの骨関連事象の予防目的 ➡ 骨転移に対する照射や、ガンマナイフ、サイバーナイフと呼ばれる小径の頭蓋内転移病変に対する照射を行うことがある。

MEMO

分子標的薬・免疫チェックポイント阻害薬による治療は、いずれも非常に高額であり、効果が限定的なこともあるので、適応や使用法には議論の余地がある。

2 膀胱がん

70歳以降で発生頻度が上がり、若年発症は稀。男性に多いよ。

分類

- 膀胱がんの90%以上 ➡ 尿路上皮がん。
- 稀に扁平上皮がんや腺がんがみられる。

危険因子

- 喫煙、尿路結石、慢性感染症、シクロホスファミドやフェナセチンなどの薬剤、染料工業従事者などの職業歴など。

症状

- 痛みを伴わない無症候性血尿で気付くことが多い。
- 反復性膀胱炎の原因精査 ➡ 膀胱がんがみつかることがある。

診断

- スクリーニング：尿定性検査、尿沈渣検査、腹部超音波検査が有用。

- 疑わしい所見がある場合 ➡ 膀胱鏡検査で肉眼的に確認。
- 尿細胞診検査 ➡ 偽陰性が稀ではないため、補助診断として用いる。
- 進展度の評価 ➡ CT検査、MRI検査。

病期分類

TNM分類

◆T分類（原発巣）(日本泌尿器科学会ほか編. "病期分類". 腎盂・尿管・膀胱癌取扱い規約 第1版. 東京, 金原出版, 2011, 61-2. より作成)

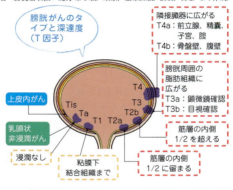

◆N分類（リンパ節転移）(日本泌尿器科学会ほか編. "病期分類". 腎盂・尿管・膀胱癌取扱い規約 第1版. 東京, 金原出版, 2011, 61-2. より改変)

NX	リンパ節転移評価不能
N0	所属リンパ節転移なし
N1	小骨盤内の1個のリンパ節転移
N2	小骨盤内の2個以上の所属リンパ節転移
N3	総腸骨リンパ節転移

◆M分類（遠隔転移）(日本泌尿器科学会ほか編. "病期分類". 腎盂・尿管・膀胱癌取扱い規約 第1版. 東京, 金原出版, 2011, 61-2. より改変)

MX	遠隔転移評価不能
M0	遠隔転移なし
M1	遠隔転移あり

治療

経尿道的膀胱腫瘍切除術

- 経尿道的膀胱腫瘍切除術にて肉眼的に完全切除➡組織と浸潤度を確認。

a. Tis, Ta：表在性膀胱がん
- 経過観察

b. T1：間質浸潤
- 浸潤度を正確に評価するため➡腫瘍切除部に経尿道的切除術（TUR）を再度行う 2nd TUR を施行することが推奨されている。

c. T2a, T2b, T3, T4：浸潤がん
- 膀胱全摘除術＋骨盤内リンパ節郭清術＋尿路変向術（回腸導管、代用膀胱）➡主流。
- 尿路上皮がんは放射線への感受性が高い➡化学療法を併用して膀胱を温存する治療法もある。

d. 転移を有する場合や外科的切除が困難な場合
- 抗がん薬治療➡GC 療法（ゲムシタビン塩酸塩＋シスプラチン）が第1選択。
- GC 療法が有効でなくなった場合➡従来はパクリタキセルなどを加えた 2nd line の化学療法を行うことが多かったが、有効性に乏しかった。
- 最近、免疫チェックポイント阻害薬であるペムブロリズマブが GC 療法後の増悪例に有効であることが証明された➡保険適用となっている。

POINT
- 膀胱がんは膀胱内異所性再発の頻度が高いため、抗がん薬の膀胱内注入や、毒化した結核菌を膀胱内注入する BCG 膀胱内注入療法といった再発予防の治療を行うこともある。
- 特に Tis（上皮内がん）は完全切除されていない可能性が高く、浸潤がんに移行する頻度も高いため、BCG 療法が必須となる。

3　腎盂および尿管がん

尿路の下流となる膀胱内での再発頻度が高いため、膀胱腫瘍の併発に注意が必要だよ。

分類

- 主として尿路上皮がん。

症状

- 膀胱がんと同様に無症候性血尿をきたすことが多い。
- 上部尿路の閉塞を伴う場合 ➡ 腰痛や発熱を伴うことがある。

診断

a. 尿検査・尿細胞診検査
- 有用だが、異常所見を認めないこともある。

b. 膀胱鏡検査
- 患側の尿管口からの出血を認めることがある。

c. 画像検査
- 超音波やCT、MRIでみつかる ➡ 水腎症のみを認めて腫瘍が同定できない場合や、腎盂腫瘍と腎腫瘍との鑑別が困難な場合がある。

d. その他の検査
- 画像検査で鑑別が困難な場合 ➡ 腎盂から尿管までカテーテルを挿入して上部尿路の形態を評価する逆行性腎盂尿管造影（RP）や、腎盂尿の細胞診検査が必要となることが多い。

治療

- 転移を伴わない場合➡腎臓から下部尿管までを摘出する腎尿管摘除術＋所属リンパ節郭清術が標準術式。
- 有転移例や再発例➡同じ尿路上皮がんである膀胱がんに準じた薬物療法を行う。

4　前立腺がん

50歳以降から増加し、男性の3人に1人が罹患するとされているよ。将来的に増加傾向で、2人に1人が罹患するといわれているんだ。

 分類

- 主に腺がん。稀に小細胞がんなどの報告がある。

 危険因子

- 人種、欧米型の食生活、加齢、遺伝的素因が関連するとされている。

 症状

- 早期➡無症状。
- 増悪とともに➡排尿困難、血尿などの症状が現れる。
- 周囲への浸潤や転移が進む➡痛みや神経症状をきたすことがある。

診断

a. PSA検査
- PSA検査によるスクリーニングが有用。
- PSA値 ➡ 4ng/mL以上で異常とされる。
- 直腸診やMRI検査、PSAの再検査 ➡ がんの可能性について評価する。

b. 前立腺針生検
- 最終的に超音波ガイド下で前立腺針生検 ➡ 確定診断。
- 生検で得られた組織 ➡ グリーソン・スコアと呼ばれる分類で悪性度を評価。
- 生検で悪性と判断されない場合 ➡ がんの除外はできない ➡ PSA値の推移などで経過をみる。

c. 画像診断
- 前立腺がんと確定診断された場合 ➡ CT、MRI、骨シンチグラフィで周囲浸潤と転移を評価 ➡ 病期診断。

POINT

PSA値、生検でのグリーソン・スコア、病期診断をもとにリスク分類を行い、予後の予想や治療方針の選択に用いる。

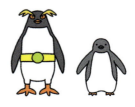

病期分類

◆前立腺がんの TNM 分類

偶発または触知不能	限局性	局所浸潤	転移あり
前立腺手術などで	前立腺に限局して存在	前立腺被膜を越えて進展	領域リンパ節転移
T1a 切除組織の ≦5%	**T2a** 片葉の1/2以内	**T3a** 被膜 被膜の外へ進展	**N1** 領域リンパ節への転移 NX 評価不可能 N0 転移なし
T1b 切除組織の >5%	**T2b** 片葉の1/2を超える	**T3b** 精嚢 精嚢に浸潤	遠隔転移 骨、肺、肝臓などへ転移 **M1** M1a 領域リンパ節以外のリンパ節転移
T1c 触診や画像では診断できず、PSA値上昇などによる針生検で確認	**T2c** 両葉へ進展	**T4** 膀胱頸部 外括約筋、直腸、肛門挙筋、骨盤壁 精嚢以外の隣接組織	M1b 骨転移 M1c リンパ節、骨以外の転移 M0 転移なし T：原発腫瘍 N：リンパ節転移 M：遠隔転移

（文献8より作成）

治療

◆前立腺がんの治療とリスク分類

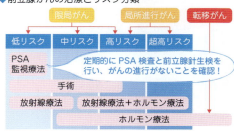

a. 外科的切除
- 根治的前立腺全摘術：前立腺と精嚢、骨盤内リンパ節を摘出。
- 従来、出血や尿失禁、男性機能低下が合併症として問題であった➡近年、ロボット支援下での腹腔鏡手術が普及し、合併症に関する成績が向上。

b. 放射線療法
- X線を用いる強度変調放射線治療（IMRT）が主流であった➡より照射線量を増やすことが可能な陽子線治療や重粒子線治療が保険適用となった。
- 悪性度の低いがん➡シード線源を前立腺に留置する小線源療法を行うことがある。

c. ホルモン療法（内分泌療法）
- 前立腺がん➡男性ホルモンであるテストステロンに依存して増悪。
- ホルモン療法もしくは内分泌療法として、薬物を用いる➡テストステロンを体内から除去（化学的去勢）して前立腺がんの進行を抑制。
- 一般的なホルモン療法➡下垂体に作用してゴナドトロピンの分泌を抑制するLH-RHアゴニストあるいはアンタゴニストと、精巣に作用して男性ホルモン分泌を抑制する抗アンドロゲン剤を併用する複合アンドロゲン遮断療法（CAB）。
- ホルモン療法の効果が減弱し、悪化する前立腺がん➡去勢抵抗性前立腺がん（CRPC）という。
- CRPCに対する治療はドセタキセルを中心とした化学療法が主だった➡近年、CRPCに対する新規抗アンドロゲン剤（エンザルタミド、アビラテロン酢酸エステル）が有効であることが証明された。

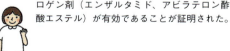

MEMO

抗がん薬と新規抗アンドロゲン剤の使い分けについては、いまだ意見が分かれるところ。また、前立腺がんは進行すると骨転移をきたすことが多く、骨転移巣への放射線照射や骨関連事象予防を目的としてデノスマブ、ゾレドロン酸を投与することが推奨されている。

5 精巣がん

20〜40歳代で好発する。20〜30歳代の男性では、最も頻度が高い悪性腫瘍だよ。

分類

- 主として胚細胞由来 ➡ セミノーマ（精上皮腫）と非セミノーマに分けられる。
- 非セミノーマ：絨毛がん、胎児性がん、卵黄嚢腫瘍、奇形腫がある ➡ これらが混在することもある。

危険因子

- 停留精巣の既往がある ➡ 発生頻度が上昇。

症状

- 主な症状 ➡ 陰嚢の無痛性腫大。
- 腫大がなく硬結のみで見つかることもある。

診断

- 初診時 ➡ 理学的所見と超音波検査で精巣腫瘍の疑い。

- CT、MRIによる画像検査、腫瘍マーカーとしてヒト絨毛性ゴナドトロピン（hCG）やα-フェトプロテイン（AFP）、乳酸脱水素酵素（LDH）を測定➡病期分類を行う。
- 確定診断➡高位精巣摘出術で精巣を摘出して行う。

病期分類

Ⅰ期		転移がない
Ⅱ期		横隔膜以下のリンパ節にのみ転移がある
	ⅡA	後腹膜転移巣が5cm未満
	ⅡB	後腹膜転移巣が5cm以上
Ⅲ期		遠隔転移
	Ⅲ0	腫瘍マーカーが陽性であるが、転移巣不明
	ⅢA	横隔膜以上のリンパ節に転移がある
	ⅢB	肺に転移がある
	B1	片側の肺の転移が4個以上かつ2cm未満
	B2	片側の肺の転移が5個以上かつ2cm以上
	ⅢC	肺以外の臓器にも転移がある

（日本泌尿器科学会ほか編，"病期分類"．泌尿器・病理 精巣腫瘍取扱い規約 第3版．東京，金原出版，2005，23．より改変）

治療

- 最初に高位精巣摘除術で患側の精索と腫瘍を一塊に摘出➡精巣腫瘍の組織学的診断を行う。
- 診断結果による病期分類＋セミノーマか非セミノーマ➡治療方針が異なる。
- 化学療法➡シスプラチンを中心とした多剤併用療法を行う。

ちょこっとMEMO

精巣腫瘍は抗悪性腫瘍薬や放射線への感受性が高いことが多く、転移があっても治癒を目指すことのできる悪性疾患である。

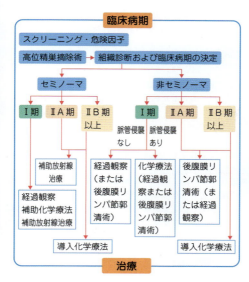

臨床病期

スクリーニング・危険因子
高位精巣摘除術 → 組織診断および臨床病期の決定

セミノーマ / 非セミノーマ

- セミノーマ：Ⅰ期、ⅡA期、ⅡB期以上
- 非セミノーマ：Ⅰ期（脈管侵襲なし／脈管侵襲あり）、ⅡA期、ⅡB期以上

- Ⅰ期（セミノーマ）→ 補助放射線治療 → 経過観察・補助化学療法・補助放射線治療
- ⅡA期（セミノーマ）→ 経過観察（または後腹膜リンパ節郭清術）
- ⅡB期以上（セミノーマ）→ 導入化学療法
- Ⅰ期 脈管侵襲なし（非セミノーマ）→ 化学療法（経過観察または後腹膜リンパ節郭清術）
- Ⅰ期 脈管侵襲あり／ⅡA期（非セミノーマ）→ 後腹膜リンパ節郭清術（または経過観察）
- ⅡB期以上（非セミノーマ）→ 導入化学療法

治療

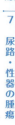

3 疾患と治療 / 7 尿路・性器の腫瘍

6 陰茎がん

50～60歳以降で好発するよ。包茎に伴う慢性感染が原因と考えられているんだ。

分類

- 皮膚がんの一種。扁平上皮がんがほとんど。

症状

- 肉眼的に亀頭、包皮の腫脹、潰瘍形成で気付くことが多い。

79

- 進行する ➡ 腫瘍が自壊し、悪臭を放ったり、出血や疼痛を伴ったりすることがある。

診断

- CT、MRIの画像診断 ➡ 原発巣の浸潤度評価やリンパ節をはじめとした転移評価を行う。

治療

- 浸潤度に応じて ➡ 陰茎部分切除術や根治的陰茎切除術を行う。
- 鼠径リンパ節に転移する頻度が高く、腫大がある場合 ➡ 鼠径リンパ節郭清術も行う。
- ブレオマイシン塩酸塩を中心とした化学療法や放射線療法への感受性が高い ➡ これらで追加治療を行うこともある。

7 副腎腫瘍

いずれも難治性の高血圧で気付かれることが多いよ。悪性疾患として副腎がんがあるが、頻度は非常に稀だ。

分類

- ホルモン分泌を伴う機能性腫瘍 ➡ 副腎皮質由来の原発性アルドステロン症やクッシング症候群、副腎髄質由来の褐色細胞腫がある。
- ホルモン分泌を伴わない場合 ➡ 非機能性副腎腺腫として経過観察されることが多い。

症状

> 分泌されるホルモンの違いから、それぞれ特徴的な症状がある。

原発性アルドステロン症	四肢脱力、多飲多尿、低カリウム血症
クッシング症候群	筋肉量低下、中心性肥満、満月様顔貌、皮膚線条、高血糖
褐色細胞腫	発作性高血圧、動悸、頭痛、発汗、起立性低血圧

診断

- 血中、尿中の各種副腎ホルモンの測定とCTによる画像診断を行う。
- 原発性アルドステロン症やクッシング症候群 ➡ アドステロールシンチグラフィ、褐色細胞腫はMIBG（メタヨードベンジルグアニジン）シンチグラフィでの集積を確認することも有用。

治療

- 薬物による保存的治療を行うこともあるが、手術での摘出が一般的。
- 大きい腫瘍や周囲との癒着が疑われる腫瘍以外 ➡ 腹腔鏡手術のよい適応。
- 褐色細胞腫 ➡ α_1受容体遮断薬で術前の血圧管理を厳密に行う ➡ 術中に腫瘍を圧迫することで惹起される血圧変動を起こさないよう、愛護的に摘出することが重要。

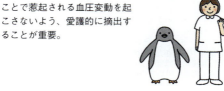

8 先天性疾患

比較的頻度が高い、①停留精巣、②陰嚢水腫、③先天性水腎症の3つを紹介するよ。

1 停留精巣

精巣は胎児期に腹腔内から鼠径管を通って陰嚢に下降する。途中で精巣の下降が止まって陰嚢まで降りない状態を停留精巣というよ。停留精巣の発生率は出生時で4.1〜6.9%[9]。予定より早く生まれたり、出生時の体重が軽い場合には、生後6ヵ月ぐらいかけて自然下降することもあるんだ[10]。

 分類

精巣が存在する下降経路の位置や状態などにより、①〜③のように分類される。

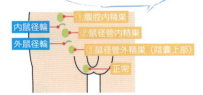

正常な下降経路から外れた異常位置に存在する異所性精巣や、精巣の下降は完了しているものの陰嚢内での固定不良により移動してしまう移動性精巣といったものもある。

診断
- 触診や超音波検査、場合によっては MRI 検査を行う。

治療
- 未治療の場合 ➡ 2 歳以降になると反対側の正常精巣にも変化が出現することから、停留精巣の治療は 1 歳前後〜2 歳ごろまでに施行することが望ましい。
- 鼠径部の停留精巣 ➡ 鼠径部切開による精巣固定術。
- 腹腔内精巣 ➡ 開放手術もしくは腹腔鏡下精巣固定術。
- 合併症がある ➡ 男性不妊の原因となったり、悪性化したりするリスクが高いとされている。

2 陰嚢水腫

精巣は腹腔内から陰嚢に下降し、通常、この経路は自然に閉鎖する。これが自然に閉鎖しない場合、腹腔内の液体が陰嚢内に流れて陰嚢水腫となるよ。生まれたばかりの乳児で、比較的高頻度にみられるんだ。1 歳ごろまでには自然に治癒することが多いよ。

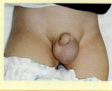

診断
- 超音波検査が有用。
- 鼠径ヘルニアを合併していることが稀にある ➡ 陰嚢内部が液体だけなのか、腸管も含んでいるのかを見極めることが重要。

治療

- 自然治癒することが多いため、保存的に経過観察することが多い ➡ 鼠径ヘルニアを合併している場合 ➡ 手術を行うこともある。
- 陰囊水腫の手術 ➡ 鼠径ヘルニアの手術とほぼ同じ。鼠径部を切開し、腹腔内とつながっている部位を結紮し、交通しないようにする。

POINT ★

陰囊に穿刺して液体を抜くことは、陰囊は腹腔内とつながっているため、根本的な解決にならない。さらに腸管を含む場合には、腸管損傷を引き起こしかねない危険な行為となるため、禁忌と考えるべきである。

3 先天性水腎症

水腎症とは、腎盂に尿がたまった状態をいうよ。尿がたまる原因には2通りある。

 診断

- 超音波検査を主に行う。
- 分腎機能を評価する腎動態シンチグラフィやレノグラム検査を行う ➡ 手術適応を判断。
- 排尿時膀胱尿道造影 ➡ 膀胱尿管逆流の有無を診断。

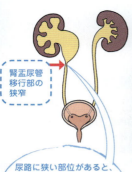
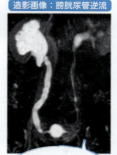

造影画像：膀胱尿管逆流

腎盂尿管移行部の狭窄

尿路に狭い部位があると、尿がたまる原因になる。原因の70～80％は腎盂と尿管の境目が狭くなる腎盂尿管移行部狭窄。

腎から尿管・膀胱・尿道まで一方通行であるはずの尿路が逆流を起こしている膀胱尿管逆流。

治療

- 症状がなく腎機能が保たれている場合 ➡ 経過観察。
- 腎機能の低下や尿路感染を繰り返す場合 ➡ 手術を考慮。

a. 腎盂尿管移行部狭窄
- 腎盂形成術 ➡ 狭窄部を切除してつなぎ直す。

b. 膀胱尿管逆流
- 逆流防止術 ➡ 尿管と膀胱のつなぎ目を補強する。

3 疾患と治療 | 8 先天性疾患

85

CHAPTER 4 薬剤

1 排尿障害治療薬

治療薬の目的は、尿を蓄える「蓄尿機能」および尿を排出する「排出機能」を正常状態に近づけることだよ。

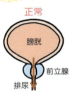

正常
膀胱
前立腺
排尿

a. 蓄尿障害：膀胱が縮んで尿を蓄えられない

過度な膀胱収縮を改善する薬剤
- 抗コリン薬
- $β_3$作動薬

主な適応は過活動膀胱！

◆主な蓄尿障害治療薬の特徴と注意点 [1, 2]

分類	薬剤名（一般名/商品名）	副作用および注意点
抗コリン薬	コハク酸ソリフェナシン／ベシケア®（錠剤） プロピベリン塩酸塩／バップフォー®（錠剤） オキシブチニン塩酸塩／ポラキス®（錠剤）ネオキシ®（テープ）	●唾液の分泌や消化管の働きが抑制されるため、口腔内乾燥や便秘といった副作用が生じやすい。 ●尿閉、腸閉塞、消化管運動の低下、閉塞隅角緑内障、重症筋無力症などを有する患者へは禁忌。
$β_3$アドレナリン受容体作動薬（$β_3$作動薬）	ミラベグロン／ベタニス®（錠剤）	●高血圧、不整脈などの副作用が生じやすい。生殖可能な年齢の患者への投与は避ける。

b. 排出障害：尿道が狭くて尿を出しにくい

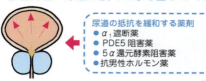

尿道の抵抗を緩和する薬剤
- α₁遮断薬
- PDE5阻害薬
- 5α還元酵素阻害薬
- 抗男性ホルモン薬

◆主な排尿障害治療薬の特徴と注意点 [3, 4]

主な適応は前立腺肥大症！

分類	薬剤名（一般名／商品名）	副作用および注意点
α₁アドレナリン受容体遮断薬（α₁遮断薬）	ウラピジル／エブランチル®（カプセル） シロドシン／ユリーフ®（錠剤） タムスロシン塩酸塩／ハルナール®（錠剤） ナフトピジル／フリバス®（錠剤）	●起立性低血圧、易疲労性、射精障害、鼻づまり、頭痛、眠気などの副作用が生じやすい。 ●ウラピジル、テラゾシン塩酸塩では心血管系副作用の頻度が比較的高い。 ●眼科手術時には術中虹彩緊張低下症候群が生じることがある。
ホスホジエステラーゼ5阻害薬（PDE5阻害薬）	タダラフィル／ザルティア®（錠剤）	●狭心症、心不全などの心血管疾患合併例には投与禁忌となる。
5α還元酵素阻害薬	デュタステリド／アボルブ®（カプセル）	●射精障害、性欲低下などの性機能関連の副作用が生じやすい。
抗男性ホルモン薬	クロルマジノン酢酸エステル／プロスタール®（錠剤）	●射精障害、性欲低下などの性機能に関連した副作用が生じやすい。

4 薬剤 1 排尿障害治療薬

2 感染症治療薬

尿路感染症治療薬は、ニューキノロン系抗菌薬、ペニシリン系抗菌薬、セフェム系抗菌薬、カルバペネム系抗菌薬などがあるよ[5]。治療薬の目的は、起炎菌（感染症を引き起こす菌）の増殖を抑えて症状を改善させることにあるんだ。

血中薬物濃度と治療効果

どちらが効果的かな？

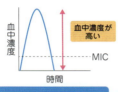

血中濃度が高いほど効果的なもの －濃度依存的抗菌薬－[6]
- ニューキノロン系抗菌薬
※主に1日1回投与

最小発育阻止濃度（MIC）を超えている時間が長いほど効果的なもの －時間依存的抗菌薬－[6]
- ペニシリン系抗菌薬
- セフェム系抗菌薬
- カルバペネム系抗菌薬
※主に1日複数回投与

MEMO

尿路感染症治療薬には、スルファメトキサゾール・トリメトプリム（ST）合剤やバンコマイシン塩酸塩なども使われる。バンコマイシン塩酸塩は用量依存的に腎障害を生じるため、定期的に血中濃度を測定すること。さらには、投与速度が速いとレッドマン症候群（顔、首、躯幹の紅斑性充血、掻痒など）を生じる恐れがあるため、投与時間を1時間以上かける必要がある。

3 抗悪性腫瘍薬

抗悪性腫瘍薬の目的は、がん細胞の増殖・浸潤・転移を抑制することだよ。泌尿器科領域における悪性腫瘍は主に、腎がん、尿路上皮がん、前立腺がん、および精巣腫瘍の4つに分類される。悪性腫瘍の種類によって、使用される抗悪性腫瘍薬が異なることを覚えておこう。

◆腎がん治療薬の特徴と注意点 [7〜9]

分類	薬剤名（一般名／商品名）	副作用および注意点
分子標的薬	スニチニブリンゴ酸塩／スーテント®（カプセル）	●血圧上昇、甲状腺機能障害、皮膚障害、骨髄抑制などの副作用が生じやすい。 ●スーテント®は休薬期間を設ける。 ●グレープフルーツは副作用を助長する恐れがあるため、摂取を控えてもらうよう指導する。
	パゾパニブ塩酸塩／ヴォトリエント®（錠剤）	
	アキシチニブ／インライタ®（錠剤）	
	ソラフェニブトシル酸塩／ネクサバール®（錠剤）	
	エベロリムス／アフィニトール®（錠剤）	●間質性肺炎、口内炎などの副作用が生じやすい。 ●テムシロリムスは1週間に1回投与する。
	テムシロリムス／トーリセル®（注射）	
免疫チェックポイント阻害薬	ニボルマブ／オプジーボ®（注射）	●倦怠感、下痢、甲状腺機能低下症、1型糖尿病などの副作用が報告されている。

◆尿路上皮がん治療薬の特徴と注意点 [7～9)]

分類	薬剤名 （一般名／商品名）	副作用および注意点
化学 療法薬	ゲムシタビン塩酸塩／ジェムザール®（注射） シスプラチン／ランダ®（注射）	● 悪心・嘔吐、骨髄抑制、腎障害、脱毛などの副作用を生じやすい。 ● 悪心・嘔吐に対して予防的に制吐薬を用いる。
免疫チェックポイント阻害薬	ペムブロリズマブ／キイトルーダ®（注射）	● 倦怠感、下痢、甲状腺機能低下症、1型糖尿病などの副作用が報告されている。

ちょこっと MEMO

従来の抗悪性腫瘍薬とは作用が異なる免疫チェックポイント阻害薬と呼ばれる抗悪性腫瘍薬が、近年になって適応を拡大している。泌尿器科領域ではニボルマブ（オプジーボ®）、ペムブロリズマブ（キイトルーダ®）の2剤が、腎がん、尿路上皮がんで適応を取得し、今後の治療展開が期待されている。

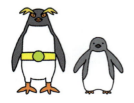

◆前立腺がん治療薬の特徴と注意点 [7~9]

分類	薬剤名 (一般名／商品名)	副作用および注意点
ホルモン療法薬	ゴセレリン酢酸塩／ゾラデックス®(注射)	●発汗、ほてりなどのホットフラッシュ、性機能低下、疲労などの副作用が生じやすい。
	リュープロレリン酢酸塩／リュープリン®(注射)	
	デガレリクス酢酸塩／ゴナックス®(注射)	●疲労に対しては、運動による改善効果が報告されている。
	フルタミド／オダイン®(錠剤)	●女性化乳房、乳房圧痛、ほてり、肝障害などの副作用が生じやすい。
	ビカルタミド／カソデックス®(錠剤)	
	アビラテロン酢酸エステル／ザイティガ®(錠剤)	●高血圧、低カリウム血症などの副作用が生じやすいため、予防的にステロイド剤を併用する。
	エンザルタミド／イクスタンジ®(カプセル)	●高血圧、便秘、不整脈などの副作用が生じやすい。
化学療法薬	ドセタキセル水和物／タキソテール®(注射)	●骨髄抑制、末梢神経障害、脱毛などの副作用が生じやすい。
	カバジタキセルアセトン付加物／ジェブタナ®(注射)	

◆精巣腫瘍治療薬の特徴と注意点 [7~9]

分類	薬剤名 (一般名／商品名)	副作用および注意点
化学療法薬	ブレオマイシン塩酸塩／ブレオ®(注射)	●悪心・嘔吐、骨髄抑制、脱毛、肺機能障害などの副作用が生じやすい。
	エトポシド／ラステット®(注射)	●悪心・嘔吐に対して予防的に制吐薬を用いる。
	シスプラチン／ランダ®(注射)	●根治治療目的なので、安易な減量、休薬は可能な限り避ける。

4
薬剤

3 抗悪性腫瘍薬

CHAPTER 5 看護

1 尿のアセスメント

平均的な1日尿量は、成人男性で約800〜1,500mL、成人女性で約800〜1,200mLだよ。

1 尿量の異常

無尿には腎前性無尿、腎性無尿、腎後性無尿があるよ。

	1日尿量	原因疾患
無尿	100mL以下	急性腎不全
乏尿	400mL以下	脱水時、急性腎炎、ネフローゼ症候群、心不全
多尿	2,500mL以上	糖尿病、慢性腎不全、浮腫の軽快時、急性腎不全の利尿期、尿崩症、心因性多飲症

2 排尿の異常

症状によって、さまざまな原因疾患が考えられる。症状の違いを見落とさないようにしよう。

種類	症状	原因	原疾患
頻尿	●尿は勢いよく出るが近い ●尿が出にくく近い	●膀胱容量が小さい ●膀胱が過敏 ●残尿 ●心因性	前立腺肥大症 前立腺がん 脳梗塞 膀胱炎など
尿失禁	●尿意を我慢できない ●腹圧がかかったときに漏れる ●排尿動作ができない	●切迫性尿失禁（トイレに間に合わない） ●腹圧性尿失禁（骨盤底筋群の弛緩） ●溢流性尿失禁（膀胱から溢れて漏れる） ●機能性尿失禁（ADLの低下）	脳梗塞 パーキンソン病 出産後 更年期（女性） 前立腺肥大症 認知症など
排尿困難	●尿が出るまでに時間がかかる ●出ている時間が長い ●尿線が細い ●排尿後も少しずつ出る	●尿道が狭い、つまりがある ●膀胱の収縮力が悪い	前立腺肥大症 神経因性膀胱 前立腺がん 尿道狭窄など
神経因性膀胱	●原疾患、損傷の程度によって異なる ●上記の症状を複合する	●膀胱から大脳までの神経伝達がうまく働かない ●脊髄および脳神経が損傷し、膀胱機能が障害された状態	骨盤内のがん 糖尿病 脊髄損傷 神経難病など

3 尿検査

尿の状態を知っておくことは泌尿器科看護師にとっては必須だよ。正常、異常をよく覚えておこう。

a. 尿色調

正常 淡黄色〜淡黄褐色。色調は尿量にもよる。
異常 黄疸尿、血尿、薬剤などによる着色尿。

b. 尿臭
正常 新鮮尿の臭気はわずかにあるのみ。放置した尿➡刺激臭。食物・飲酒・薬物が影響し独特のにおいを生じる。
異常 糖尿病患者➡甘いにおい（アセトン尿）。

c. 尿混濁
正常 新鮮尿は透明。放置する➡結晶が析出し混濁する場合がある。
異常 血尿、膿尿、塩類尿、精液尿。稀に乳び尿、気尿、糞尿など。

d. 尿比重
正常 1.003～1.030。脱水状態➡1.030以上になることがある。
異常 低比重尿➡1.003以下。尿崩症、慢性腎炎、萎縮腎など。
異常 高比重尿➡1.030以上。糖尿病で尿糖が多い、高熱、急性腎炎による尿量減少、水分欠乏、脱水など。

e. 尿pH
正常 5.0～8.0
異常 酸性➡5.0以下。尿酸結石など。
異常 アルカリ性➡8.0以上。リン酸マグネシウムアンモニウム結石、細菌尿など。

f. 蛋白尿
正常 100～150mg／日。良性の蛋白尿➡発熱時の熱性蛋白尿、起きているときに生じる起立性蛋白尿、運動・ストレス・寒冷によって生じる機能性蛋白尿。
異常 150mg以上。腎前性蛋白尿、腎性蛋白尿、腎後性蛋白尿。

g. 尿糖
正常 陰性が正常。ごく微量。
異常 血糖値➡180mg/dL以上でブドウ糖が出現。血中のブドウ糖が上昇し、糸球体で濾過された糖が尿細管ですべて再吸収されない状態。糖尿病、甲状腺機能亢進症、クッシング症候群など。

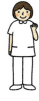

2 カテーテル管理

1 カテーテルの種類

カテーテルは、目的によってさまざまな種類を使い分けるよ。それぞれの用途を覚えておこう。

尿道カテーテル

バルーン（フォーリー）カテーテル

- バルーンの容量は5～10mL。

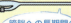

- 膀胱への長期間の持続留置が可能。

- 天然ゴム製とシリコン製がある ➡ シリコン製はゴム製よりコシが強く生体反応も少ない。

3way バルーンカテーテル

- バルーンの容量は30～50mL程度と多め。

- 牽引止血や持続的な膀胱洗浄が可能。

- 前立腺および膀胱手術後 ➡ 血尿の際に使用。

セイフティカテーテル／ネラトンカテーテル

- まっすぐで柔らかく、一時的な導尿に用いる。

- 無菌的採尿、導尿、逆行性膀胱造影、膀胱洗浄、膀胱への薬液注入に使用。

チーマンカテーテル

- バルーンの容量は5～10mL。

- カテーテルの先端はやや硬く、後部尿道部を通過しやすいように屈曲。

- 尿道狭窄や前立腺肥大症などにも挿入しやすい。

腎盂バルーンカテーテル

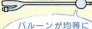

先端に穴が開いている。

バルーンが均等に膨らむ。バルーンの容量は3～5mL。

- ガイドワイヤー下に留置できる。
- 腎瘻(膀胱瘻)として使われる。
- 経皮的に腎盂に直接挿入、留置する。

尿管ステント

ダブルJカテーテル　　**シングルJカテーテル**

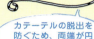

カテーテルの脱出を防ぐため、両端が円形に屈曲。

カテーテルの脱出を防ぐため、片側が円形に屈曲。

- 腎盂から膀胱までのドレナージに使用。
- カテーテルの脱出を防ぐために両端、または片側が円形に屈曲。

尿管カテーテル

膀胱鏡下に尿管、腎盂へ挿入する細長いカテーテル。

逆行性腎盂造影、分腎尿の採取、腎盂内薬液注入に用いる。

その他のカテーテル

トロッカーカテーテル

スタイレット

尿閉などで経尿道的に導尿が困難な場合➡経皮的に膀胱を穿刺する際使用する。

その他のカテテル

マレコーカテテル

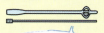

スタイレットを使用して膀胱、腎盂内に留置。

経皮的に腎盂に留置するためのカテテルとして用いることも多い。

2　カテテルの扱い方

カテテルは清潔操作で行うよう心がけよう。

- 必要物品 -

①尿道留置カテテル（14～16Fr）、②鑷子、③潤滑剤（局所麻酔剤を含む場合はアレルギーの有無を確認）、④消毒薬（ステリクロン®W液0.02〈クロルヘキシジングルコン酸塩〉）、⑤処置用シーツ、⑥シリンジ（10mL）、⑦滅菌蒸留水、⑧収尿袋、⑨滅菌手袋、⑩固定用テープ、⑪ビニールエプロン

MEMO

バルーンカテテルの…　　注意点

- 男性はカテテルの根元近く約25cm、女性は10cmほど挿入し、尿の流出を確認 ➡ 蒸留水でバルーンを膨らませる。
- バルーンを膨らませる際は、抵抗がないか、患者が痛みを感じていないかを確認し、尿道損傷を避ける。　　　　（挿入方法は103ページ参照）

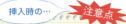

- 滅菌器具を用いて、無菌操作で行う。
- できるだけ細いカテーテルを使用 ➡ 尿道の損傷を避ける。
- 前立腺肥大がある場合 ➡ 無理に挿入せず、医師に依頼。

a. カテーテルの固定方法

① 皮膚保護のため、テープを貼る。
② カテーテルを包むようにその上にテープを貼る。
③ 収尿袋側に切りこみを入れたテープを固定する。

カテーテルを軽く引く ➡ バルーンによる固定を確認後 ➡ 皮膚にテープ固定する。

b. カテーテルの固定位置

男性　下腹部　**女性**　大腿部

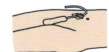 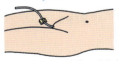

(文献1より作成)

尿混濁が強い場合やカテーテル閉塞時は交換する。

3　トラブル対策

患者さんのところに訪室した際には、カテーテルの固定、屈曲・閉塞の有無、尿の流出状況を確認しよう。

a. 感染対策

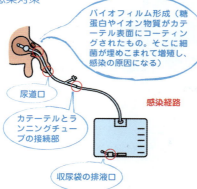

- バイオフィルム形成（糖蛋白やイオン物質がカテーテル表面にコーティングされたもの。そこに細菌が埋めこまれて増殖し、感染の原因になる）
- 尿道口
- カテーテルとランニングチューブの接続部
- 収尿袋の排液口
- 感染経路

b. 侵入を防ぐための対策チェック！

- ☑ 清潔操作でのカテーテル挿入
- ☑ 外尿道口の保清に努める　← 毎日陰部洗浄
- ☑ 閉鎖式カテーテルの使用
- ☑ 接合部を外さずポートを消毒し、21G以下の針を用いて尿をサンプル採取
- ☑ 収尿袋は膀胱より低い位置に保つ　← 尿の逆流防止
- ☑ 歩行時も収尿袋を持ち上げないよう指導
- ☑ 排液チューブは、排液容器の縁や容器内の尿に触れないようにする
- ☑ 排液・採尿のときは手袋を使用し、ビニールエプロンを着用　← 容器は患者ごとに交換、もしくは洗浄して使用
- ☑ 尿の流出状態の確認　← 患者ごとに交換
- ☑ チューブの圧迫やねじれ、屈曲に注意
- ☑ 1日1,500〜2,000mLの水分摂取を促す
- ☑ 不必要な膀胱洗浄は行わない
- ☑ シャワーや入浴時に排液口を濡らさない
- ☑ 排液口が床につかないように扱う

5　看護 / 2　カテーテル管理

4　膀胱洗浄

膀胱洗浄の適応は、経尿道的前立腺切除術（TUR-P）後や膀胱がんによる血尿、長期カテーテル留置時の尿混濁、ほかにも膀胱結石などによるカテーテル閉鎖時などがあるよ。

a. 一時的膀胱洗浄

必要物品

①留置カテーテルまたはネラトンカテーテル、②カテーテルチップ型のシリンジを使用。ネラトンカテーテルを使用する場合➡ルアーチップ型のシリンジを使用、③生理食塩水、④尿コップ、⑤手袋、⑥消毒綿

POINT★

医療安全上、静注との誤用のリスクがあるため、カテーテルチップ型のシリンジを膀胱洗浄用に使用することが適している。

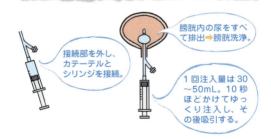

接続部を外し、カテーテルとシリンジを接続。

膀胱内の尿をすべて排出➡膀胱洗浄。

1回注入量は30〜50mL。10秒ほどかけてゆっくり注入し、その後吸引する。

b. 持続的膀胱洗浄

必要物品

①3way バルーンカテーテル、②生理食塩水、③点滴セット、④閉鎖式収尿袋、⑤点滴スタンド

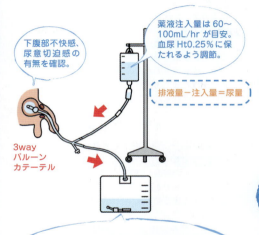

下腹部不快感、尿意切迫感の有無を確認。

薬液注入量は 60〜100mL/hr が目安。血尿 Ht0.25％ に保たれるよう調節。

排液量−注入量＝尿量

3way バルーンカテーテル

尿量が少ない場合（排液量＜注入量）は、カテーテル周囲からの漏れの有無、腹部症状（腹痛、腹部膨満感）の有無、尿意の有無を観察し、症状のある場合はクレンメを止め、カテーテルチップを用いて吸引。

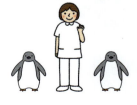

MEMO

カテーテル留置中の… 注意点

テネスムス症状が出現した場合

- 尿道カテーテル留置中 ➡ 膀胱刺激症状である膀胱テネスムス（排尿時痛、残尿感、いきみ感、尿意、間欠的尿道痛）が出る場合がある。
- この症状が出た場合 ➡ 尿のスムーズな流出を確認する ➡ 症状軽減のための坐薬を使用する ➡ 管をゆとりを持たせて再固定する。
- 膀胱刺激症状を我慢しないよう説明する。

POINT

尿道カテーテルの脇から尿漏れした場合

適切な対処方法

- カテーテルの屈曲、浮遊物による閉塞がないか確認する。それでも尿が漏れる場合 ➡ 脳障害や加齢などによる過活動膀胱（膀胱の不随意収縮）が考えられる。
- ①カテーテルの抜去、②一過性刺激要因（感染、結石、膨隆しすぎたバルーンなど）の有無、③抗コリン薬の投与などを検討する。

不適切な対処方法

- 太いカテーテルを入れる ➡ 尿道の血流障害が起こる。
- バルーンの水を増やす、カテーテルを引っ張って固定する（牽引固定）➡ 膀胱頸部の刺激を悪化させる。

3 導尿・清潔間欠［自己］導尿（CI[S]C）

1 導尿

排尿困難や尿閉の場合に行うよ。ほかにも膀胱尿採取や残尿測定のときにも必要な手技だ。

必要物品

①ネラトンカテーテル（14〜16Fr）、②滅菌手袋、③消毒薬（ステリクロン®W液 0.02〈クロルヘキシジングルコン酸塩〉）、④消毒セット、⑤潤滑剤、⑥膿盆または尿コップ、⑦ビニールエプロン

男性の導尿手順

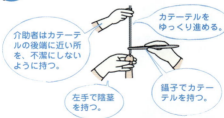

- 介助者はカテーテルの後端に近い所を、不潔にしないように持つ。
- カテーテルをゆっくり進める。
- 左手で陰茎を持つ。
- 鑷子でカテーテルを持つ。

| 患者に少し足を広げて仰臥位をとってもらう |
| 右利きの場合、患者の右側に立つ |
| 消毒セットを開き消毒薬をシャーレに入れ、滅菌手袋を装着する |
| 左手の中指と薬指の間に陰茎をはさみ、左手で陰茎を持ち上げる |
| 包皮を完全に翻転させ外尿道口を開く |

- 外尿道口から外側に向けて消毒する
- カテーテルの先端に潤滑剤をつけ、鑷子でカテーテルを持つ
- 20cm入った所（尿道括約筋）に軽い抵抗があるので、患者に深呼吸させゆっくり進める
- 尿が流出したら陰茎を下方へ倒し、尿コップや膿盆に尿を受ける
- 下腹部を軽く押し、尿流出がなければカテーテルを抜き、包皮をもとに戻す

女性の導尿手順

患者の準備

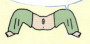

不必要な露出を避け、タオルで両足を覆う。

仰臥位で膝を曲げ、足底部で両足を十分開くよう説明する。

必要物品の配置

潤滑剤

消毒セットを開きカテーテルをセットの中に置く。シャーレに消毒薬を入れカテーテル先端に潤滑剤を落とす。必要物品を使いやすく配置し、滅菌手袋をはめる。

消毒方法

消毒方法
① ③ ②

患者の右側に立ち、小陰唇を左手でやや持ち上げるようにしっかり開く。右手で鑷子を持ち、尿道口とその周辺を、綿球を替えて消毒する。

尿流出

尿コップまたは膿盆に受ける。

左手はそのままで、右手でカテーテルに潤滑剤をつけ、カテーテルを尿道口に挿入する。尿道の長さ4cmまで入ったところで尿流出を確認する。尿の流出が終わったらカテーテルをゆっくり抜く。

2　清潔間欠[自己]導尿（CI[S]C）

残尿の多い、さまざまな排尿障害が適応となるよ。主なものに、神経因性膀胱（二分脊椎、脊髄損傷）や前立腺肥大症などがある。

必要物品

①カテーテル（通常の太さ ➡ 大人 14〜16Fr、小児 10〜12Fr、幼児 8Fr）、②必要に応じて潤滑剤、レッグバッグ、紙コップ、鏡など

CI[S]C の手順

実施前に石けんでていねいに手を洗う

　　陰部、手指の消毒は不要。

↓

カテーテルの先端に潤滑剤をつけ、カテーテルをゆっくり尿道口へ挿入する

↓

カテーテルの先端位置により尿が流出しなくなる場合があるため、カテーテルの挿入する深さを変える

↓

最後に残尿がないようにカテーテルをゆっくり抜き終了

↓

使い終わったカテーテルは水道水でよく洗い乾燥させる

カテーテルは使いまわしてもよいが、週に1度は交換する。

男性　立位がよい。

女性　座位がよい。

利点
- 留置カテーテルに比べ、尿路感染や膀胱結石を起こしにくい。
- カテーテルがあればいつでもできる。
- カテーテルや袋を常に装着していないのでわずらわしさがない。

> 外出や旅行もできる！

欠点
- 手指に麻痺や関節変形がある場合は困難。
- 視力低下が著しい場合は向かない。
- 夜間も起きて導尿する必要があり、自己管理が必要。

注意点
- 導尿は一般的に3〜4時間ごとに行う。
- 導尿の時間が守れなかったり、導尿を止めてしまうと、膀胱結石や腎盂腎炎を引き起こすことにつながる。
- 1回尿量が300mL前後となるように時間を調節する。
- 1日の飲水量は1,000〜1,500mL程度に。

> 膀胱が充満する前に導尿すれば、膀胱に細菌が侵入したとしても、腎盂への逆流による腎盂腎炎を予防でき、重大な問題にはならない。

> 患者に、導尿の時間を守り、自己判断で中止しないよう十分に理解してもらおう。特に高齢者や小児の場合は家族のサポートが重要。

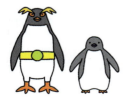

4 尿失禁

1 尿失禁の分類

尿失禁とは、尿が不随意に漏出して意識的にコントロールできない状態のことで、一般的には尿道から不随意に尿が流出することをいうよ。尿失禁の原因を特定して適切な治療法を選択することが大切だ。

尿漏れの程度や個人の状態に応じて、尿パッドや下着を紹介し、陰部を清潔に保つように指導しよう。

腹圧性尿失禁	主に骨盤底筋群と支持組織の脆弱化により、咳、くしゃみ、跳躍などで腹圧が上昇したときに起こる。
切迫性尿失禁	比較的強い尿意を感じてから間もなく、我慢できずに失禁してしまう状態。膀胱炎、脳疾患、水分の多量摂取など。
溢流性尿失禁	多量の残尿が膀胱内にたまったことにより、尿が膀胱から溢れて漏れる状態。前立腺肥大症、神経因性膀胱など。
機能性尿失禁	膀胱・尿道には機能的異常はないが、ADLの低下や認知症により、トイレが間に合わずに漏れてしまう状態。
反射性尿失禁	中枢神経疾患、脊椎損傷などで、尿意がなく大量に漏れる状態。

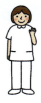

2 パッドテスト

腹圧性尿失禁の程度を評価する方法だよ。年齢や理解度、ADLや合併症を考慮して、水分・運動負荷量が妥当か検討してから始めよう（48ページ参照）。

POINT

- 普段の排尿パターンを確認。
- 膀胱内の尿があまりにも少ないと結果が不正確になるため、最終排尿から始める時間を設定。
- 普段よりも大きいパッドを準備。
- 検査後排尿し、排尿量を記録。

3 骨盤底筋体操

腹圧性尿失禁や前立腺手術後などの、骨盤底筋群の脆弱化がみられる場合に効果的だよ（48ページ参照）。

方法	骨盤底筋（尿道、肛門の周りの筋肉、女性の場合は腟）を最初は3秒間、慣れてきたら10秒間収縮させ、次に緩める。これを毎日2～3回を1セットとし、1日4セット実施が理想的。
確認方法	肛門に軽く指をあてて、正しく骨盤底筋を収縮できているかを確認する。排尿時に排尿中断する。
姿勢の選択	体操の継続が効果につながるので、日常生活で実践しやすい姿勢を選択してもらう。

4 尿失禁手術(TOT)の術前・術後の看護

TOT手術というのは、ポリプロピレンメッシュのテープを左右の閉鎖孔から坐骨の裏に通して尿道を軽く支え、腹圧が加わったときに尿道が開いて漏れるのをブロックする、女性の腹圧性尿失禁に対して行われる手術だよ。

腰椎麻酔または全身麻酔で行い、術後1日目に離床、尿道留置カテーテルが抜去され、2～3日目に退院となる。

術前看護	オリエンテーション 尿失禁に対する不安、羞恥心に配慮する。術前処置として会陰部の除毛。
術後のよくある合併症と観察ポイント	合併症 排尿困難、尿閉 観察ポイント 1回排尿量、残尿量、排尿困難感を確認。尿閉時はCI[S]Cを指導。
退院指導	手術後6週間までは「自転車に乗らない」「5kg以上の重い物を持たない」「激しい運動はしない」「性交渉は避ける」。

尿道誤穿刺による血尿に注意！

5 看護 4 尿失禁

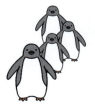

109

5 開腹手術の看護

1 腎摘除術の術前・術後の看護

根治的腎摘除術、単純腎摘除術、腎部分切除術、さらに腫瘍核出術、腎尿管全摘術があり、疾患や術前の腎機能によって術式やアプローチ方法が選択されるんだ。

後腹膜アプローチの腰部斜切開、腹腔アプローチの上腹部横切開、正中切開がある。

術前看護	オリエンテーション　手術そのものに加え、片腎となる不安がある。患者の心理状態、理解の程度を把握しながら進める。
術後のよくある合併症と観察ポイント	合併症　後出血 観察ポイント　ドレーンからの出血量、急激な血圧の低下、血尿の程度。
	合併症　無気肺、肺炎 観察ポイント　呼吸状態、胸腔ドレーン挿入時はドレーン管理。
	合併症　乏尿 観察ポイント　尿量、尿性状、水分バランス。
	合併症　イレウス 観察ポイント　腹部膨満感の程度と有無、排ガス・腸蠕動音の有無、X線所見、早期離床を促す。

腎部分切除術については、出血の危険性が高いため医師の指示に従うこと。

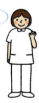

2 前立腺摘除術の術前・術後の看護

遠隔転移がなく病巣が前立腺に限局する早期の前立腺がんに対して行われる手術で、恥骨後式、会陰式があるよ。恥骨後式が一般的で、会陰式より患者に対する侵襲は大きいが、前立腺の切除と所属リンパ節の郭清ができるんだ。

前立腺を摘除する際に膀胱と尿道を離断するため、縫合不全を防ぐ目的で尿道留置カテーテルが術後1週間から10日程度留置される。

術前看護	オリエンテーション　神経温存を行わない場合は勃起障害を生じることがあり、不安が大きい➡心理状態、理解度を把握しながら進めていく。
	術前処置　臍から会陰までの除毛、臍処置、腸管処理。医師の指示により緩下剤の内服。
術後のよくある合併症と観察ポイント	合併症　後出血 観察ポイント　血尿の程度や凝血塊の有無（尿道バルーンカテーテルを牽引固定することがある➡牽引固定の有無の確認／牽引固定されている場合➡外尿道口の損傷・陰茎浮腫の状態の観察）、術直後の急激な血圧低下、ドレーンからの出血量。
	合併症　縫合不全 観察ポイント　創部の状態（発赤・腫脹の有無と程度）、ドレーンからの排液量。
	合併症　感染 観察ポイント　熱型、創部の状態、ドレーン刺入部の状態（発赤・腫脹・熱感・疼痛）、ドレーンの屈曲や圧迫の有無。
	合併症　深部静脈血栓（骨盤内手術のため） 観察ポイント　早期離床を促す、下肢をマッサージする機器の使用。
術後看護	術後1週間前後に膀胱造影検査を行い、膀胱尿道吻合部からの漏れがないことを確認した後、カテーテルを抜去。

①排尿状態の観察（排尿日記の記入指導）②陰部保清
③骨盤底筋体操の指導（術後1週間前後から始める）

3 膀胱全摘除術の術前・術後の看護

膀胱がんで TUR-BT や膀胱部分切除の適応とならないような浸潤度・悪性度の高い症例に対して行われるよ。膀胱・尿道・前立腺・骨盤内腔臓器を摘出し、同時に骨盤内リンパ節郭清術を行うんだ。

膀胱全摘除術には尿管皮膚瘻・回腸導管・導尿管型代用膀胱・自排尿型代用膀胱などの尿路変向術を同時に施行する。

術前不安の緩和に努めることが重要。 術前看護	オリエンテーション ストーマ造設による排泄経路・機能・ボディイメージの変化が大きく患者の不安は大きい。患者の心理状態、理解の程度を常に把握しながら進めていく。
	ストーマの位置決め 手術前日に医師とともに行う（113ページ参照）。
	腸管処置 手術の2日前から低残渣食に変更、前日の昼食後より絶食とし、医師の指示により緩下剤を内服する。 脱水予防のために前日より補液を行う。
術後のよくある合併症と観察ポイント	合併症 後出血 観察ポイント 血尿の程度、術直後の急激な血圧の低下、ドレーンからの出血量。
	合併症 吻合・縫合不全 観察ポイント 創部の状態（発赤・腫脹の有無と程度）、ドレーンからの排液量や性状・臭気、尿管カテーテル抜去後は尿量・発熱の有無に注意。
	合併症 感染 観察ポイント 熱型、創部の状態（発赤・腫脹・滲出の有無）、ドレーン刺入部の状態（発赤・腫脹・熱感・疼痛）、ドレーンの屈曲や圧迫の有無。
術後のよくある合併症と観察ポイント	合併症 腎盂腎炎 観察ポイント 熱型、スプリントカテーテルからの尿の流出や性状（腸粘液や血塊による閉塞に注意、閉塞の際は生理食塩水で洗浄）、左右腰背部の疼痛の有無と程度。
安静制限がない限り早期離床を促す。	合併症 イレウス 観察ポイント 腹部膨満感の程度と有無、排ガス・腸蠕動音の有無、腹痛の程度、嘔気・嘔吐の有無、X線写真の所見。

6 ストーマケア

1 ストーマサイトマーキング

ストーマは、本人から見える位置、セルフケアができる位置が基本だよ。患者さんの予後や職業、衣服、ADLなども考慮しよう。

ストーマのベストポジション

- 可動性が少なく、一定の平面が得やすいように臍より低い位置。
- 座位でもストーマが脂肪で隠れない、腹部脂肪層の頂点。
- 可動性が乏しく、ストーマの脱出、ヘルニアなどの合併症が防止できるような腹直筋上。
- 皮膚のくぼみ、しわ、瘢痕、上前腸骨棘の近くを避けた位置。
- 放射線治療が予測される場合➡それを避けた位置。
- ウロストミーとコロストミー（結腸ストーマ）が同時に造設される場合➡ウロストミーはコロストミーより高い位置。

2 ストーマサイトマーキングの実際

患者さんのQOLを考えて、最適な位置を選ぼう。

必要物品

①マーキングディスク（小児：直径6cm、成人：直径7cm、肥満体型：直径8cm）、②油性マジック、③消毒用アルコール綿など

113

ストーマサイトマーキングの手順

マーキングディスク
臍

患者を水平仰臥位とし、臍、正中腹直筋外縁を確認し、油性マジックで印をつける

↓

マーキングディスクを腹直筋上で最も安定した位置に置き、中心に印をつける

↓

しわやくぼみがあればマーキングの位置を上方に修正する。

座位、立位などで腹壁に現れるしわやくぼみの有無、位置を確認する

臍
しわ

↓

患者が立位でマーキングした位置が見えるかどうか確認する

見えなければさらに修正する。

↓

アルコール綿で余分な印などを拭き取る。

患者を水平仰臥位とし、最終決定した位置に油性マジックで印をつける

3 装具交換の実際

患者さんの生活背景や皮膚状態を観察して、適切な装具を選択し、交換できるよう指導していこうね。

必要物品

①交換用の装具一式（皮膚保護剤・採尿袋など）、②メジャー、③はさみ、④油性マジック、⑤ストーマの型紙（ストーマゲージ）、⑥石けん、⑦ガーゼ、⑧ロールガーゼ（ガーゼを丸めたもの）、⑨タオル、⑩ゴミ袋、⑪微温湯など

装具交換の手順

必要物品の準備

↓

装着中の装具の剥離。装具のみを引っ張らず、皮膚を押さえながら剥がす

↓

皮膚保護剤の裏側

剥がした皮膚保護剤の裏側を観察。装具交換の間隔は、皮膚保護剤の溶解・膨潤の程度で判断し、1cm以内を目安に交換する

↓

皮膚の清拭

ストーマおよび周囲の皮膚を微温湯と石けんで清拭

↓

ストーマ周囲の皮膚の観察

ストーマおよび周囲の皮膚の観察

↓

ストーマサイズの計測

ストーマのサイズをメジャーで計測し、型紙を作成する。皮膚保護剤の裏紙に型紙を当て、油性マジックでなぞり、形を描き、はさみでくり抜く。孔の切り口を指でなでて滑らかにする。孔の大きさはストーマ径より2〜3mm大きめに開けておく

（ストーマは粘膜。傷つけないように！）

↓

装具をストーマに合わせサイズを確認する。流出してくる尿をロールガーゼなどで受けながら、すばやく皮膚に装着し、皮膚に密着させる。

（特にストーマ周囲の皮膚保護剤を指で念入りに押さえ、しっかり密着させる。）

↓

採尿袋の排出口が閉じていることを確認

（収尿袋などを利用する場合は確実に接続すること。）

MEMO — ストーマ管理の…注意点

- ストーマにスプリントカテーテルが留置されている場合 ➡ 逆行性感染の予防のために、カテーテルの先端が採尿袋の逆流防止弁を超えないように管理する。
- スプリントカテーテルは短くカットされ、採尿袋内に収まっている ➡ カテーテルの先端から尿がポタポタと流出してくることを確認する。
- 採尿袋内に尿が 1/3 くらいたまったら ➡ 捨てる。

術後合併症

早期	晩期
壊死・出血・脱落・感染・膿瘍	狭窄・脱出・ストーマ旁ヘルニア・出血

経時的な観察により早期発見・早期治療を！

a. ストーマ観察のポイント

- ☑ ストーマの形状（サイズ・高さ・形）
- ☑ 位置
- ☑ ストーマ周囲皮膚
- ☑ ストーマ周囲のしわや凹凸・瘢痕の有無
- ☑ 合併症の有無

4 退院指導

個人の状態を考慮して、患者さんが日常生活にあった装具交換ができ、安心して生活を送れるようにサポートしよう。そのためにもストーマ外来を案内したり、定期的に受診する必要性を説明しておこう。

a. 日常生活の留意点
- 尿臭が強くなる食品➡にんにく、アスパラガス、甲殻類、ビール、卵、チーズなど、尿臭を抑える食品➡ヨーグルト、果物のジュース類（オレンジ、レモン、クランベリーなど）について指導する。
- 水分➡1日1,000〜1,500mL以上摂取する。
- 入浴➡入浴習慣に合わせて装具交換を計画。
- 就学・就労・スポーツ・性生活➡体力に自信がつけば可能。

b. 社会保障制度の活用
- 身体障害者福祉法による認定と装具交付。
- 障害年金（保険の種類により制度が異なる）。
- 地方自治体による補助（市区町村役場の福祉課）。
- 医療費控除（確定申告）。

> 適応ストーマと申請時期、申請先、内容などについて説明する。

- 装具のストック量は1ヵ月分が目安。
- 使用製品名・サイズ・販売店名・場所などを確認。

7 内視鏡手術の看護

1 主な術式と適応疾患

経尿道的に手術することで、侵襲が少なく手術ができるよ。

a. 経尿道的前立腺切除術（TURP）
目的 経尿道的に前立腺を切除する。
適応 反復する尿閉や、自覚症状が強く薬物療法が無効な前立腺肥大症。前立腺の大きさはおよそ50g以下のことが多い。

b. 経尿道的膀胱腫瘍切除術（TURBT）
目的 生検。表在性の場合は治療を兼ねる。
適応 基本的にすべての膀胱腫瘍。

c. ホルミウム・ヤグレーザー前立腺核出術（HoLEP）
目的 前立腺肥大症による尿道閉塞の改善。
適応 手術によって排尿状態の改善が見込まれるほぼすべての症例。

d. 内尿道切開術
目的 尿道の狭窄した部位を切開する。
適応 尿道狭窄

e. 経尿道的膀胱砕石術
目的 膀胱にある結石を砕いて取り除く。
適応 膀胱結石

2 術前術後の看護のポイント

内視鏡の手術は腰椎麻酔で行われることが多いよ。腰椎麻酔の影響で、血圧の低下、髄液の漏出による脳圧低下からの頭痛の出現、脊椎の神経麻痺が起こる可能性が高いので、注意が必要だ。

a. 術前
- 精神的援助 ➡ 不安軽減。
- 日常生活援助 ➡ 高齢者の転倒転落の予防。

b. 術後
- 出血 ➡ バイタルチェック、尿量 - 血尿の程度。
  血尿が強い場合 ➡ 3wayバルーンカテーテルによる持続膀胱洗浄。
- TUR反応 ➡ 低ナトリウム血症による低血圧、徐脈、欠伸、不穏、顔面蒼白、嘔気、嘔吐、意識レベル低下。
- 疼痛 ➡ カテーテル留置による疼痛、膀胱刺激症状。
- 感染 ➡ 尿量・尿の性状、外陰部の清潔。
- 留置カテーテルの管理 ➡ 屈曲・ねじれに注意、止血目的の牽引固定の管理。
- カテーテル抜去後の頻尿・尿失禁 ➡ 尿吸収パッドの使用、尿器やポータブルトイレの設置。
- 後出血 ➡ 術後2週間後ごろに壊死組織の脱落による出血 ➡ 退院後のことが多いので退院時に指導。

c. 腰椎麻酔で起こりやすい合併症

呼吸器系	低換気、無呼吸、低酸素 ➡ 深呼吸、酸素投与、気道確保
循環器系	低血圧、徐脈 ➡ 輸液、昇圧薬、頭低位
消化器系	嘔気、嘔吐 ➡ 制吐薬
神経系	頭痛（数日後が多い）➡ 安静、水分を摂る
その他	不穏 ➡ 徘徊センサーの使用、指示による与薬

8 腹腔鏡下手術の看護

1 術前・術後の看護のポイント

侵襲の少ない手術なので症状は出にくいけれど、異常の早期発見が大切だ。

利点

腹腔鏡下手術の利点・欠点

- 傷が小さく術後回復が早い。
- 創痛が少ない。
- 手術による侵襲が少なく合併症が起こりにくい。
- 内視鏡下に拡大視野を得ることができる。

欠点

- 器具操作が難しいため手術時間が長い。
- 大量出血に対応しにくい。

術前看護	オリエンテーション クリティカルパスの使用。 術前処置 入浴、必要時臍処置、呼吸練習、含嗽練習（開放術と同様）。 腸管処理 医師の指示のもと行う。
術後看護 腹腔鏡下腎摘除術	バイタルサイン 腎臓は血流の豊富な臓器のため、特に出血、血圧に注意。 創部観察 皮下血腫、腫脹、発赤、ドレーンからの排液、性状。
術後看護 腹腔鏡下副腎摘除術	摘出した臓器によって術後の管理が異なる ●アルドステロン症（アルドステロン過剰分泌）：高血圧の是正（必要時カルシウム拮抗薬を併用）、低カリウム血症の是正。 ●クッシング症候群（糖質コルチコイド過剰分泌）：術前コルチゾール阻害薬を使用するため、下垂体副腎系の抑制が残存し、副腎不全が起こることがある。術後はステロイド薬を投与し、徐々に減量し、1～2年で終了する。 ●褐色細胞腫（カテコールアミンを多量産生）：カテコールアミンの急激な消失により、ショックや低血糖を起こしやすい。

9 体外衝撃波砕石術の看護

1 術前・術後の看護のポイント

体外衝撃波砕石術(ESWL)は、体に傷をつけることなく、体の外から衝撃をあて、尿路結石を細かく砕き、尿とともに排泄する方法だよ。

a. 適応

妊婦や高度な出血傾向の患者、尿管狭窄、無機能腎は適応外。

- 2〜3cm以下の上部尿路結石。
- 3cm以上の場合➡尿管ステントや経皮的腎砕石術、経尿道的尿管砕石術を併用。

b. 合併症

小児、腹部大動脈瘤、動脈硬化のある患者は慎重に!

- 血尿、疼痛、発熱、皮下出血、周囲臓器損傷、腎被膜下血腫(程度によっては輸血)。

c. 術前

- 無麻酔の場合、食事は治療前1回だけ欠食(手術が午前➡朝欠食、手術が午後➡昼欠食)。
- 指示により鎮痛薬などの投与。
- 静脈路の確保。

d. 術中

- 疼痛により高血圧や不整脈を生じる➡バイタルサインや心電図モニター管理。
- 患者の訴えに耳を傾ける。

e. 術後

- バイタルサイン。
- 血尿の程度、尿の観察、疼痛管理。
- 蓄尿袋に排石ネットをつけ排石を確認。
- 補液の管理と水分摂取。

f. 退院指導

- 食事以外に水分2,000mL以上摂取。
- 食事指導➡バランスのよい規則正しい食生活。
- 運動療法。

10 化学療法の看護

1 主な化学療法

化学療法は、病気の治癒、延命、症状緩和、QOLの向上などが目的となる。投与経路としては、①全身的投与（静脈内投与）、②経口投与、③膀胱内注入などがあるよ。

a. 尿路上皮がん

M-VAC療法（28日周期で施行）

薬剤	1日目	2日目	15日目	22日目
メトトレキサート（メソトレキセート®）30mg/m²/day	💉		💉	💉
ビンブラスチン硫酸塩（エクザール®）3mg/m²/day		💉	💉	💉
アドリアマイシン（アドリアシン®）30mg/m²/day		💉		
シスプラチン（ランダ®）70mg/m²/day		💉		

GC療法（28日周期で施行）

薬剤	1日目	2日目	8日目	15日目
ゲムシタビン（ジェムザール®）1,000mg/m²/day	💉		💉	💉
シスプラチン（ランダ®）70mg/m²/day		💉		

BCG膀胱内注入 ➡ 乾燥BCG（イムノブラダー®）40〜80mg 1回/週を8回

b. 精巣腫瘍

BEP療法（21日周期で施行）

薬剤	1日目	2〜5日目	8日目	(15日目)
シスプラチン（ランダ®）20mg/m²/day	💧	💧		
エトポシド/VP-16（ラステット®）100mg/m²/day	💧	💧		
ブレオマイシン塩酸塩（ブレオ®）20mg/m²/day	💧		💧	💧

c. 腎がん

治療	投与方法
免疫療法	インターフェロンα（スミフェロン®）3回/週 皮下注射

その他、分子標的薬治療

d. 前立腺がん

治療	投与方法
ホルモン療法	ゴセレリン酢酸塩（ゾラデックス®）、リュープロレリン酢酸塩（リュープリン®）1回/月、1回/12週 皮下注射、ビカルタミド（カソデックス®）内服。

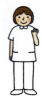

2 化学療法の実際

化学療法に入る前には、インフォームド・コンセントへの同席や患者さんの受け止め方の確認、精神的サポートなどが重要だよ。

抗悪性腫瘍薬の調剤時の注意点および汚染時の対策。

抗悪性腫瘍薬調剤時の注意点	● 手袋・ガウン・キャップの着用 ➡ 皮膚汚染の防止。 ● マスクの着用 ➡ エアロゾルや微粉末の吸入の防止。 ● ゴーグルの着用 ➡ 目を微粉末の飛沫から保護する。 ● 薬液の溶解や吸い上げの際 ➡ バイアルの内圧が高くならないようにする。 ● 酒精綿を巻いてカット ➡ アンプルの薬剤を飛散させないように。
抗悪性腫瘍薬汚染時の対策	● 皮膚・手指などに付着した場合 ➡ ただちに石けんと流水で十分に洗い流す。 ● 目に入った場合 ➡ ただちに流水で十分に洗い流す。必要に応じて眼科受診。

a. 使用する輸液ライン・フィルター使用の選択

● 抗悪性腫瘍薬によりポリ塩化ビニール製の輸液セットを用いると ➡ DEHP（環境ホルモン）を溶出、または薬液が吸着されるものがある。
● フィルター透過性がないものがある ➡ 適切な輸液セットを選択。

投与の原則

❶ 正しい患者
❷ 正しい薬剤
❸ 正しい量
❹ 正しい用法
❺ 正しい時間

薬を出すとき、調剤するとき、持っていくときにダブルチェックを！

b. 投与中の観察ポイント

☑ 全身状態（VS）
☑ 水分出納、体重
☑ 刺入部の状態（漏れ、腫脹、痛み、血液逆流の有無）
☑ ルートの接続状態
☑ 副作用の有無

抗悪性腫瘍薬が血管漏出したときの対応。

症状・徴候	● 不快感（灼熱感・疼痛）、発赤、腫脹。 ● 初期には症状が出現しないことが多く、数時間・数日してから現れる。
対応	● ただちに抗悪性腫瘍薬の投与を中止 ➡ 医師に報告。 ● 組織に浸潤されている薬剤をできる限り回収 ➡ 抜針する。 ● 局所皮下注射（下記、総量5〜10mLに調節。調整液を漏出範囲よりも広めに、周囲から内部に向かってまんべんなく皮下注射する）。 ・ソル・コーテフ® ➡ 100〜200mg ・生理食塩水 ➡ 適当量 ・1〜2％塩酸プロカイン®または塩酸リドカイン ➡ 適当量 ● 局所外用処置。 ・湿布 ・ステロイド軟膏外用

3　化学療法の副作用と観察・対処のポイント

薬剤によって、出現する副作用はさまざまだよ。小さな変化にも気付くことが大切だ。

過敏反応	**観察** アナフィラキシー、呼吸困難、蕁麻疹、瘙痒感、皮膚紅潮、頻脈、胸痛、血圧低下。 **対応** ●過敏反応がある場合➡抗悪性腫瘍薬投与中止。 ●ステロイド薬、抗ヒスタミン薬の投与。	
骨髄抑制	白血球減少 （易感染状態）	**観察** 発熱、咽頭痛などの感冒症状、粘膜の発赤、リンパ節腫脹、悪寒・戦慄。 **対応** ● G-CSF（グラン®注、ノイトロジン®注）の使用。 ●感染予防➡個室隔離、空気清浄機の使用、手洗いの施行、マスク装着、うがいの施行、生ものの禁止。
	血小板減少 （出血傾向）	**観察** 点状出血斑、紫斑、鼻出血、血痰、血尿、黒色便など。 **対応** ●外傷予防➡転倒・打撲に注意する。 ●皮膚・粘膜を強くこすらない、圧迫を避ける（柔らかい素材の歯ブラシ、電気剃刀の使用）。 ●排便コントロール。 ●血小板輸血。
	赤血球減少 （貧血）	**観察** 倦怠感、めまい、動悸、息切れ、立ちくらみ。 **対応** ●自覚症状への対症ケア。 ●濃厚赤血球輸血。
副作用を起こしやすい薬剤 シスプラチン、アドリアマイシン、ゲムシタビン		
嘔気・嘔吐	**症状** 嘔気、嘔吐、それに伴う脱水、食欲不振。 **対応** ●制吐薬投与（カイトリル®、ナゼア®、プリンペラン®、ナウゼリン®、ノバミン®など）。 ●配膳時のにおいの配慮。 ●食事内容の工夫。 ●嘔吐時は吐物をすみやかに片付ける。 ●冷水で含嗽を促し、口腔内の清潔を保つ。	
副作用を起こしやすい薬剤 シスプラチン、メトトレキサート、アドリアマイシン		
神経障害	**観察** 四肢のしびれ、腸管蠕動麻痺、排尿障害、聴覚障害、精神症状など。	
副作用を起こしやすい薬剤 シスプラチン、エトポシド、メトトレキサート、イホスファミド		

口内炎	**観察** 口腔粘膜・歯肉の色調、口腔内の発赤、疼痛、出血、腫脹、味覚異常。 **対応** ● 予防ケア➡アロプリノール含嗽液・イソジンガーグル®での含嗽。 ● 抗悪性腫瘍薬投与時➡氷片を口に含み局所を冷却。 ● 発生時➡デキサメタゾン軟膏の塗布。 ● 塩分や刺激の強い食品➡避ける。
副作用を起こしやすい薬剤 メトトレキサート、アドリアマイシン、エトポシド、塩酸ブレオマイシン	
脱毛	**観察** 頭皮、脱毛の程度、脱毛に対する受け止め方。 **対応** ● 脱毛は一時的で、頭髪は再生することを説明。 ● かつら、帽子、スカーフの着用。 ● 脱毛時の環境整備、脱毛の処理方法の指導。
副作用を起こしやすい薬剤 ビンブラスチン、アドリアマイシン	
下痢	**観察** 便の性状と量、腹痛などの随伴症状。 **対応** ● 輸液療法➡十分な電解質の補正と水分補給。 ● 止痢剤・整腸剤の投与。 ● 腹部の温罨法。 ● 肛門周囲のスキンケア。
副作用を起こしやすい薬剤 メトトレキサート、エトポシド	
便秘	**観察** 便の性状・量、腹痛、腹部膨満感、腹痛。 **対応** ● 排便習慣を整える。 ● 腹部マッサージ・温罨法。 ● 浣腸・摘便・坐薬の使用。 ● 緩下剤の投与（酸化マグネシウム・ラキソベロン®・プルゼニド®）。
副作用を起こしやすい薬剤 硫酸ビンクリスチン（オンコビン®）	
腎機能障害	**観察** 体重増加、浮腫、電解質異常。 **対応** ● 大量補液➡十分な尿量（2,000～3,000mL）の確保と利尿薬投与。 ● 輸液管理と水分出納のチェック➡水分バランスの保持。
副作用を起こしやすい薬剤 シスプラチン、メトトレキサート	
心毒性	**観察** 不整脈、労作時の呼吸困難、浮腫。
副作用を起こしやすい薬剤 アドリアマイシン	
肺毒性	**観察** 咳嗽、呼吸困難。
副作用を起こしやすい薬剤 塩酸ブレオマイシン、ビンブラスチン、エトポシド、イホスファミド（イホマイド®）、ゲムシタビン	

5 看護 — **10** 化学療法の看護

4 分子標的薬治療の副作用と観察・対処のポイント

早ければ投与後1日で出現することがあるよ。症状出現時は早めに看護師に伝えるように説明しよう。副作用のコントロールをしながら治療が継続できるよう、医師・看護師・薬剤師などが連携しながらケアしていく必要がある。

副作用にあわせた自己管理の指導が看護のポイントだ。患者さんの身近な人にも副作用症状を説明し、異常の早期発見につなげよう。定期受診してもらうことも重要だよ。

手足症候群	観察 導入前から皮膚を観察する。 対応 ●手足の清潔を保持する。 ●直射日光を避ける。 ●保湿の説明。 ●手足への刺激の除去➡きつい靴は履かない、長時間の立位は控える、熱いものや冷たいものは長時間触らない、圧のかかる手作業は避けるなど。
高血圧	観察 ●普段の血圧値を把握➡異常の早期発見。 ●随伴症状の説明と観察。 対応 ●自宅で決まった時間に血圧測定し、記録をするよう指導➡受診時は記録を持参する。
間質性肺炎	観察 息切れや呼吸苦の自覚症状➡主治医にすぐに相談。
下痢	観察 症状が出た場合➡ウォシュレットで肛門を清潔にする。 対応 ●生活指導。 ●食事指導。
口内炎	観察 口腔粘膜の観察➡口腔内を清潔に保つ。 対応 刺激の強いものや味の濃いものを避ける。

11 放射線療法の看護

1 適応疾患

正常組織の放射線に対する耐容線量などの問題から、手術の補助療法や姑息的治療として行われることが多いよ。

a. 腎がん
- 放射線に耐性。
- 腎全摘後に被膜外浸潤・リンパ節転移があった場合➡補助的に施行。
- 骨転移による疼痛➡有効。

b. 膀胱がん
- 腫瘍が摘出不可能な場合。
- 膀胱周囲組織や遠隔組織に転移がある場合。
- 膀胱出血が止められない場合。
- 骨転移による疼痛が認められる場合。

c. 前立腺がん
- 腺がんのため感受性は低い。小線源治療。

d. 精巣腫瘍
- セミノーマは放射線感受性が極めて強い。

副作用

早期合併症	晩期合併症	骨転移に対する骨照射
易疲労、食欲不振、悪心・嘔吐、照射野皮膚の発赤、水疱、びらん、白血球減少、下痢	腎炎、腎性高血圧、出血性膀胱炎、無精子症、低コンプライアンス膀胱、ED	骨髄抑制（白血球減少、血小板減少、貧血）、骨強度の低下

看護のポイント

- ☑ 副作用の観察➡早期発見に努める。
- ☑ 外照射の場合➡皮膚のマーキングが消えないよう注意。
- ☑ 皮膚保護を患者に指導➡皮膚を強くこすらないなど。
- ☑ 下痢の場合➡血中電解質に注意し、低残渣食など食事に考慮する。

2 ブラキセラピー（小線源療法）の観察・対処のポイント

前立腺内に小さなカプセル状の線源を挿入し、持続的に照射治療するもので、特徴は治療成績においても前立腺全摘除術と同等かつ治療侵襲、入院期間ともに少ないことにあり、いわば"切らずに治す"治療として年々治療実施件数が増加しているよ。

適応条件
効果があるのは早期の前立腺がん
- 前立腺内に限局。
- 他臓器に転移がない。
- 以前に前立腺手術および放射線治療されていない（再発症例では無効）。
- 前立腺体積が40mL以下。

治療前	● 術前➡治療パス説明、抗凝固薬服用時は中止日を確認。 ● 前日➡会陰部の除毛、下剤内服。 ● 当日➡指示薬服用（降圧薬、強心剤など）、絶飲食確認、浣腸実施と反応便確認。
治療中	● 治療室準備➡小線源キットほか、心電図モニター、深部静脈血栓症予防下肢ポンプなど。 ● 腰椎麻酔介助、腰椎麻酔中ケアと記録。
治療後	● 終了後➡放射線管理区域へ入室。 ● 腰椎麻酔後の観察（翌日までベッド上安静）。 ● 会陰部の出血の有無と尿の性状観察、脱落線源の有無。
翌日〜退院	● 尿道留置カテーテル抜去と脱落線源発見のため蓄尿指導、排尿状態確認。 ● サーベイ実施後管理区域解除、退院時サーベイ。 ● 服薬指導（抗菌薬、αブロッカー）、日常生活指導（妊婦・小児などとの長時間接触、脱落線源の発見時の対応、1年間治療カードを常時携帯、1年以内の死亡時は前立腺ごと線源を摘出）。

12 おむつ管理

尿失禁でおむつやパッドを使用する場合、まず失禁の原因や尿意の有無などを確認しよう。おむつ以外の排泄用具を使用することができないか、排泄方法をアセスメントするんだ。

一般的な紙おむつ
- 使用する人のADLレベルに応じて種類を選択する。

テープタイプの紙おむつ
- 使用者の体格にあったサイズを選択する。
- 使用前に真ん中で折り目を付け、体の中心に折り目がくるように使用する。

POINT
- 各オムツの使用方法に沿って適切な使い方をする。
- 汚れたおむつはそのままにせず、こまめに交換する。
- 陰部の皮膚の清潔を保持→皮膚に異常がないか観察。

CHAPTER 6 略語一覧

A	ADL	activity of daily living	日常生活活動作能力
	AFP	α -fetoprotein	αフェトプロテイン
	AIDS	acquired immunodeficiency syndrome	後天性免疫不全症候群
B	BCG	bacille calmette-guerin	ウシ型弱毒結核菌
	BPH	benign prostatic hyperplasia	前立腺肥大症
	BUN	blood urea nitrogen	血液尿素窒素
C	CAB	combined androgen blockade	複合アンドロゲン遮断療法
	CG	cystography	膀胱造影法
	CI[S]C	clean intermittent self-catheterization	清潔間欠［自己］導尿
	Cr	creatinine	クレアチニン
	CRP	C-reactive protein	C反応性蛋白
	CRPC	castration-resistant prostate cancer	去勢抵抗性前立腺がん
	CT	computed tomography	コンピューター断層撮影
	CVA	costovertebral angle (tenderness)	肋骨脊柱角圧痛
D	DEHP	diethylhexyl phthalate　フタル酸ビス (2- エチルヘキシル)	
	DIP	drip infusion pyelography	点滴静注腎盂造影法
	DMSA	dimercaptosuccinic acid	ジメチルカプトコハク酸
	DMSO	dimethyl sulfoxide	ジメチルスルホキシド
	DSD	detrusor sphincter dyssynergia	排尿筋括約筋協調不全
	DTPA	diethylenetriaminepentaacetate	ジエチレントリアミンペンタ酢酸
E	ED	erectiledysfunction	勃起障害
	eGFR	estimate glomerular filtration rate	推算糸球体濾過量
	EMG	electromyography	筋電図
	ESWL	extracorporeal shockwave lithotripsy	体外衝撃波砕石術
G	G-CSF	granulocyte-colony stimulating factor	顆粒球コロニー刺激因子
H	hCG	human chorionic gonadotropin	ヒト絨毛性ゴナドトロピン
	HIV	human immunodeficiency virus	ヒト免疫不全ウイルス
	HoLEP	holmium laser enucleation of the prostate	
		ホルミウム・ヤグレーザー前立腺核出術	
	HPF	high power field	高倍率視野
I	IIEF	international index of erectile function	国際勃起機能スコア
	IMRT	intensity modulated radiotherapy	強度変調放射線療法
	IPSS	international prostate symptom score	国際前立腺症状スコア
	IVP	intravenous pyelography	静脈性腎盂造影法
K	KUB	kidney ureter bladder	腎尿管膀胱部単純撮影
L	LDH	lactate dehydrogenase	乳酸脱水素酵素

132

LH-RH	luteinizing hormone-releasing hormone		
		黄体形成ホルモン放出ホルモン	
LSC	laparoscopic sacrocolpopexy	腹腔鏡下仙骨腟固定術	
LUTS	lower urinary tract symptom	下部尿路症状	
N **NSAIDs**	nonsteroidal antiinflammatory drugs	非ステロイド性抗炎症薬	
M **MAG3**	mercaptoacetyltriglycine		
		メルカプトアセチルグリシルグリシルグリシン	
MIBG	meta-iodobenzylguanidine	メタヨードベンジルグアニジン	
MIC	minimum inhibitory concentration	最小発育阻止濃度	
MRI	magnetic resonance imaging	核磁気共鳴画像	
O **OAB**	overactive bladder	過活動膀胱	
OABSS	overactive bladder symptom score	過活動膀胱症状スコア	
P **Pabd**	abdominal pressure	腹圧	
PDE	phosphodiesterase	ホスホジエステラーゼ	
Pdet	detrusor pressure	排尿筋圧	
PNL	percutaneous nephrolithotripsy	経皮的腎砕石術	
POP	pelvic organ prolapse	骨盤臓器脱	
PPS	pentosan polysulfate	ペントサン多硫酸塩	
PSA	prostate specific antigen	前立腺特異抗原	
Pves	intravesical pressure	膀胱内圧	
PVP	photoselective vaporization of the prostate		
		光選択的前立腺レーザー蒸散術	
Q **Qmax**	maximum urinary flow rate	最大尿流量	
QOL	quality of life	クオリティ・オブ・ライフ	
R **RBC**	red blood cell	赤血球	
RI	radioisotope	放射線同位元素	
RP	retrograde pyelography	逆行性腎盂造影法	
S **ST**	sulfamethoxazole-trimethoprim		
		スルファメトキサゾール - トリメトプリム	
STD	sexually transmitted diseases	性感染症	
T **TOT**	transobturator tape	経閉鎖孔テープ手術	
TUL	transurethral ureterolithotripsy	経尿道的尿管砕石術	
TUR	transurethral resection	経尿道的切除術	
TURP	transurethral resection of the prostate	経尿道的前立腺切除術	
TVM	tension-free vaginal mesh	経腟メッシュ手術	
TVT	tension-free vaginal tape	TVT手術	
U **UA**	uric acid	尿酸	
UFM	uroflowmetry	尿流測定	
V **VCUG**	voiding cystourethrography	排尿時膀胱尿道造影法	
VS	vital signs	バイタルサイン	
VUR	vesicoureteral reflux	膀胱尿管逆流	
W **WBC**	white blood cell	白血球数	

6

略語一覧

引用・参考文献

chapter 3

1）de Groat, WC. et al. Mechanisms underlying the recovery of lower urinary tract function following spinal cord injury. Prog Brain Res. 152, 2006, 59-84.

2）Stöhrer, M. et al. EAU guidelines on neurogenic lower urinary tract dysfunction. Eur Urol. 56（1）, 2009, 81-8.

3）Homma, Y. et al. Symptom assessment tool for overactive bladder syndrome-overactive bladder symptom score. Urology. 68（2）, 2006, 318-23.

4）Homma, Y. et al. Japanese guideline for diagnosis and treatment of interstitial cystitis. Int J Urol. 16（1）, 2009, 4-16.

5）Ogawa, T. et al. Current and emerging drugs for interstitial cystitis/bladder pain syndrome（IC/BPS）. Expert Opin Emerg Drugs. 20（4）, 2015, 555-70.

6）Bump, RC. et al. The standardization of terminology of female pelvic organ prolapse and pelvic floor dysfunction. Am J Obstet Gynecol. 175（1）, 1996, 10-7.

7）吉田修ほか. "疫学". ベッドサイド泌尿器科学. 改訂第 4 版. 東京, 南江堂, 2013, 846.

8）UICC 日本委員会 TNM 委員会訳. "泌尿器系腫瘍：前立腺". TNM 悪性腫瘍の分類. 日本語版. 第 8 版. 東京, 金原出版, 2017, 191-2.

9）前掲書 7）. "生殖器の先天異常". 1011.

10）Hamza, AF. et al. Testicular descent: when to interfere?. Eur J Pediatr Surg. 11（3）, 2001, 173-6.

chapter 4

1）髙久史麿ほか. "尿路・蓄尿障害治療薬". 治療薬ハンドブック 2018. 東京, じほう, 2018, 808-20.

2）日本排尿機能学会過活動膀胱診療ガイドライン作成委員会編. "薬物治療". 過活動膀胱診療ガイドライン. 第 2 版. 東京, リッチヒルメディカル, 2015, 137-62.

3）前掲書 1）. 前立腺肥大症・排尿障害治療薬. 792-807.

4）日本泌尿器科学会編. "薬物治療". 男性下部尿路症状・前立腺肥大症診療ガイドライン. 東京, リッチヒルメディカル, 2017, 102-34.

5）藤本卓司. "尿路感染症". 感染症レジデントマニュアル.

第 2 版. 東京, 医学書院, 2013, 150-63.

6) 矢野邦夫. "抗菌薬処方のための 17 の心得". ねころんで読める抗菌薬. 大阪, メディカ出版, 2014, 10-49.

7) 前掲書 1). 抗悪性腫瘍薬. 998-1108.

8) 山本昇ほか. "泌尿器腫瘍". がん診療レジデントマニュアル. 第 7 版. 東京, 医学書院, 2016, 192-225.

9) 大津敦. "泌尿器癌の化学療法". エビデンスに基づいた癌化学療法ハンドブック 2017. 東京, メディカルレビュー社, 2017, 582-664.

chapter 5

1) 信州大学医学部附属病院看護部. 新人ナースの看護技術：スキルアップとトラブル解決. 森田孝子編. 東京, メヂカルフレンド社, 2004, 133.

2) 信州大学医学部泌尿器科・信州大学医学部附属病院看護部編. "泌尿器科の看護". 泌尿器 Nursing Note. 改訂 2 版. 大阪, メディカ出版, 2010, 44-83.

3) 篠原信雄監. 特集 腎がんの分子標的治療薬副作用ケア. 泌尿器ケア. 19 (10), 2014, 998-1048.

4) 篠原信雄監. まるごと 泌尿器がんの化学療法・分子標的療法・免疫療法. 泌尿器 Care&Cure Uro-Lo. 22 (5), 2017, 552-69, 576-80.

5) 植村天受ほか編. 腎がんにおける分子標的薬使用患者への実践! 対応マニュアル. 東京, メディカルレビュー社, 2009, 76p.

6) 江川安紀子. ストーマサイトマーキングの実際. 泌尿器 Care&Cure Uro-Lo. 22 (1), 2017, 22-26.

7) 篠原信雄監. 泌尿器がん患者の看護と治療. 泌尿器ケア夏季増刊. 大阪, メディカ出版, 2015, 268p.

8) 石井賢俊ほか. らくらく排泄ケア. 改訂 3 版. 大阪, メディカ出版, 2008, 180p.

ちびナス 泌尿器
一困ったときのお助けBOOK

2018年10月5日発行　第1版第1刷©

編　著	信州大学医学部附属病院 泌尿器科病棟
発行者	長谷川　素美
発行所	株式会社メディカ出版 〒532-8588 大阪市淀川区宮原3-4-30 ニッセイ新大阪ビル16F https://www.medica.co.jp/
編集担当	渡邊亜希子
編集協力	渥美史生
装　帳	北風慎子（marble）
イラスト	みやよしえ
組　版	株式会社明昌堂
印刷・製本	株式会社シナノ パブリッシング プレス

本書の複製権・翻訳権・翻案権・上映権・譲渡権・公衆送信権
（送信可能化権を含む）は、（株）メディカ出版が保有します。

ISBN978-4-8404-6571-7　　Printed and bound in Japan

当社出版物に関する各種お問い合わせ先（受付時間：平日9：00～17：00）
●編集内容については、編集局 06-6398-5048
●ご注文・不良品（乱丁・落丁）については、お客様センター 0120-276-591
●付属の CD-ROM、DVD、ダウンロードの動作不具合などについては、
　　　　　　　　　　　　　　　　　　デジタル助っ人サービス 0120-276-592

血尿スケール

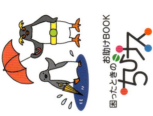

| 1 (Ht0.1%) | 2 (Ht0.25%) | 3 (Ht0.5%) | 4 (Ht1%) | 5 (Ht5%) |

信州大学医学部附属病院泌尿器科病棟編

困ったときのお助けBOOK ちびナス

MC メディカ出版